孙曼之中医师承教育丛书

薛立斋《内科摘要》评析

董红昌　著

中国中医药出版社

·北 京·

图书在版编目（CIP）数据

薛立斋《内科摘要》评析/董红昌著．—北京：中国中医药出版社，2012.12

（2014.3 重印）

（孙曼之中医师承教育丛书）

ISBN 978 - 7 - 5132 - 1140 - 6

Ⅰ.①薛…　Ⅱ.①董…　Ⅲ.①中医内科 - 医案 - 分析 - 中国 - 现代　Ⅳ.①R25

中国版本图书馆 CIP 数据核字（2012）第 209882 号

中 国 中 医 药 出 版 社 出 版
北京市朝阳区北三环东路 28 号易亨大厦 16 层
邮政编码　100013
传真　010 64405750
三河西华印务有限公司印刷
各地新华书店经销
*
开本 710 ×1000　1/16　印张 12.25　字数 194 千字
2012 年 12 月第 1 版　2014 年 3 月第 2 次印刷
书　号　ISBN 978 - 7 - 5132 - 1140 - 6
*
定价　29.00 元
网址　www.cptcm.com

如有印装质量问题请与本社出版部调换
版权专有　侵权必究
社长热线　010 64405720
购书热线　010 64065415　010 64065413
书店网址　csln.net/qksd/
官方微博　http://e.weibo.com/cptcm

出版说明

在祖国悠久灿烂的科学史上，博大精深的中医药学无疑是一颗耀眼的明珠。一把草药，一根银针，一杯药茶，就可能起沉疴、治急症。有人说"真正的中医在民间"，不仅仅因为我国最广大的百姓信任中医，而且由于民间活跃着一批中医的有生力量。他们勤临床、重实效，以一个个生动的有效案例，不断地为中医呐喊和代言。

2010年，我社的《民间中医拾珍丛书》自出版以来，以其真实记录临床案例、详细介绍个人用药、处方经验，而得到广大中医临床医生的喜爱。整套丛书相继在本年内重印的事实说明，民间中医的经验广受欢迎，值得重视，我们会继续努力发掘。

值得注意的是，民间中医除了注重疗效外，还有人在努力探索中医教学新途径。他们淡泊名利，以身作则，在秉承中医最传统的师承教育方式的同时，自发地探索提高临床疗效的教学方法——跟临床、练思路、读医案，帮助学员领悟中医的思维方式，从而更好地、灵活地解决临床实际问题，提高中医诊治疾病的水平。

基于此，我们策划了这套《孙曼之中医师承教育丛书》，包括《朱丹溪医案评析》、《叶天士医案评析》、《谢映庐医案评析》、《薛立斋＜内科摘要＞评析》等，旨在羽翼中医高等课堂教育，为培养更多"会看病"的临床医生而提供一套优质的参考书籍。

中国中医药出版社
2012 年 11 月

前　言

孙曼之先生是我的父亲，也是我的良师。

他自幼身体残疾，只上过一个学期的小学一年级，文化知识都是自学的。20世纪60年代末，家父开始学习中医，不久就开始了临床实践，直至今天。

从医伊始，他就深刻体会到，中医是一门"入门容易入行难"的学科。中医理论与临床实践还是有一定距离的。要想做一个精于临床工作的中医师，不仅要具有系统的中医理论知识，还要努力掌握临床实践技能。而这一方面的精髓，多数存在于前人医案之中。古人去矣，但是他们的临床操作方法、技巧，却可以在他们的医案中找到。学习古代著名医家的医案，是提高临床疗效的重要途径。

为了学习医案，多年来，家父留心购买、借阅各种中医医案。凡是能够找到的医案类书籍，他都用心学习。一方面，对一些著名医家的医案，做了分类卡片，以便从中归纳分析，找出诊断方法与用药规律。另一方面，家父多年来研读医案，又促进了对于中医经典著作、中医方法论的深入理解，从而对于近现代中医衰落以及中医教育的得失，有了比较清醒的认识。

近几年来，面对中医界后继乏人、临床技能普遍下降的局面，面对有识之士关于中医即将消亡的言论，家父反复思考：怎样才能够把中医的临床实践技能传承下去呢？

他在一篇文章中曾经这样说过：

"中医要传承下去，就必须走大规模课堂教学的道路。这是时代的需要，舍此别无他途。否则，面对汹涌澎湃的市场化浪潮的冲击，在传统上几十年才能够成名的传授方式下，跟师学习的年轻人就会越来越少，中医就无法在现代社会里生存发展，这是显然可见的事实。我们必须从现代化大规模的教学方式入手，研究中医课堂教学的具体方法，找到一种能够大幅缩短中医成才周期的方法。这是关系到中医在本世纪能否生存发展的生死攸关的大问题。如果这种教学方式能够成功并且发展下去，中医就不但不会衰落，而且还有可能真正地走向全世界；如果目前这种状况继续下去，最多再延续半个世纪，中医必然消亡！那么，在必须坚持现代化课堂教学这样一个前提下，究竟能不能针对中医辨证论治的模糊性、个体化以及思维方式的跳跃性特点进行课堂教学呢？我认为，这一点是完全可以办到的，关键在于整个中医教育要突出临床，贴近临床，要以医案为重心进行教改。"（《中医衰落的根本原因及其对策——就中医教育改革问题向国务院有关部门建言》）

为了用事实来证明，中医完全可以在数年之内，通过医案教学达到熟练掌握临床技能的目的，也为了给国家中医教育改革探索一条可行的道路，家父在天下中医网发出了"关于开设中医师承教育临床技能提高班"的免费招生通知。本套丛书就是根据这个培训班的授课教材和讲稿整理而成的。我在学习与临证之余，跟随父亲，做了大量的授课组织和教材整理工作。

在培训活动中，我们要求学员树立正确的学习态度，全面地认识中医发展史。在学习步骤上，首先要学习《伤寒论》的辨证体系，其次了解中医发展史上主要医学家对于中医基础理论和各科病证诊治的发挥和发展，总结临床辨证的基本规律，进而在跟师实践中熟悉这些规律，藉以缩短从抽象理论到临床实践的差距。通过这样的一个学习过程，目的是交给学员们一套正确的读书与实践方法，使他们在今后的临床实践中，能逐渐熟练地运用四诊方法，争取在 3~5 年内熟练掌握辨证论治的方法，成为一名合格的中医师。

提高班的学习分为三个方面。第一，跟师临床实践。具体做法是：学员进行四诊，记录医案，然后经过老师审查病案，开出处方，学员抄录。再经过一段时间学习后，由学员直接开出治疗方案，由老师提出指导意见。第二，每日进行"临床思路练习"。根据随机抽取的往年门诊病案，略去其中的处方部分，打印成册，请大家各自提出病机分析，不要求给出方剂，重在临床辨证思路的练习。每天练习 3~5 案。第三，每晚的授课。目前安排的课程有：中医基础理论研究、五运六气研究、《伤寒论》研究、《金匮要略》研究、《脾胃论》讲解、《寓意草》讲解、《谢映庐医案》讲解。第四，与此同时，安排了阅读教材：《朱丹溪医案评析》、《叶天士医案评析》、《薛立斋〈内科摘要〉评析》、《时病论》、《温病条辨》、《实用诊脉法》等。由于时间关系，这些教材不进行讲解，只要求学员阅读。对于学习中遇到的疑难问题，老师会集中时间进行解答。

　　为了更好地传承中医实践技能，也为了减轻学员的经济负担，我们的培训活动免除学费与资料费。在本丛书出版之前，这些资料都是我打印出来，发给学员作为教材使用。这些教材陆续出版以后，我们将免费赠送给参加学习的所有学员。

　　现在，这套丛书就要付梓面世了，我真诚地希望，该丛书能够为更多的中医学子助一臂之力，帮助他们早日实现人生理想，也希望那些曾经在一起学习过的同学们互相勉励、共同进步，为中医事业的发扬光大而不懈努力！

孙乃雄

2012 年 11 月

序

　　董红昌和我是在当时的"伤寒论坛"认识的，当时小董发出了一个拜师帖，在众多的愿意接受这位初学者的网友中间，小董选择了我，就这样，我们从此结下了一段不解之缘，这是 2007 年的事情。后来，我们通过电话联系，他要求跟师学习，我让他先读完中医统编大专教材，然后才谈得上来渭南学习的问题。

　　当年 8 月份的一天，突然一位身材高大的学生模样的年轻人，风尘仆仆地出现在我的面前，经过一番自我介绍，我才知道这就是远道而来的董红昌。

　　小董在来渭南之前用了五个多月的时间，读完了统编教材以及一些其他的中医古籍，之后又在渭南跟我学习了两年多。这一段时间，他几乎是夜以继日如痴如醉地拼命读书。2008 年初下了一场罕见的大雪，年关将近，气温极低，小董仍然躲在一间没有火炉的出租屋里，坚持夜读。

　　在我一再地催促之下，2009 年 9 月，董红昌与我挥泪惜别，恋恋不舍地离开了渭南，暂时回到老家。后其定居上海，以后的每年春节他都要特意赶来与我们全家欢聚。

　　在渭南期间，我曾建议小董："目前中医人才凋零，后继无人，薛立斋是中医史上承前启后的重要一家，我们开设的薛立斋医案一门课程就交给你点评吧，希望你下一番功夫，认真研究总结，将来把讲稿整理出版，可以为咱们中医师授教育之一助。"小董答应了。

　　这就是这本《薛立斋〈内科摘要〉评析》的写作缘起，小董嘱我一定要写一篇序言，以志我们的师生之谊，我答应了，是为序。

孙曼之
壬辰年四月二十二日写于渭河之滨

目 录

绪　论

被遗忘的宗师——薛己

薛己，字新甫，号立斋，江苏吴县（苏州）人，生于 1487 年，卒于 1559 年，享年 73 岁。父薛凯精通儿科，在弘治年间被征为御医，薛立斋幼承家学，长则以外科名世，后转习内科，终成一代宗师。《古今医部全录》云：“薛己，字新甫，号立斋，性颖异，过目辄成诵，尤殚精方书。于医术无所不通。正德时，选为御医，擢南京院判。嘉靖间进院使，所著有《家居医录》十六种，医家多遵守之。”其学术思想，承易水学派脾胃学说，然又有发扬，为肾命学说的实际创始人，《四库全书》对其有着公允评价：“己本疡医，后乃以内科得名，其老也，竟以疡卒。诟之者以为温补之弊，终于自戕。然己治病务求本原，用八味丸、六味丸直补真阳真阴，以滋化源，实自己（薛己）发之。其治病多用古方，而出入加灭，具有至理，多在一两味间见神明变化之妙。厥后赵献可作《医贯》，执其成法，遂以八味六味通治各病，甚至以六味丸治伤寒之渴，胶柱鼓瑟，流弊遂多。徐大椿因并集矢于薛氏，其实非己本旨，不得以李斯之故归罪荀卿也。”

薛立斋在世时，已医名遍天下，为海内习医者共尊，与其同时代的医学大家徐春甫在《古今医统大全》中这样评价他：“薛己，字新甫，号立斋，吴郡人。性质敏颖，见识聪明，于医极精。故谓十三科要皆一理，因见外科之医，固执《局方》，不循表里虚实经络之宜，而误人者众。遂大发所蕴，皆以内外合一之道，对证处方，随手而愈。嘉靖初，征为太医院使。著有《外科心法》、《发挥精义》等书，凡十余种，诚明时名医之冠，而有功于先哲后昆者也。”而李士材也有相似的看法，在其《删补颐生方论·医宗论》中言立斋：“敏而多学，诚为迩来名医之冠，有功于先哲后昆。”

薛立斋所著医书，在其生前已经多方刊行，其以下 300 年，医家及士人多受其影响。在明代，为当时医家共尊，如被任应秋老誉为在明代具有最高学术成就的张景岳，在其《景岳全书》中直接引用薛立斋医论医案多达 140 多段，其他如王宇泰的《证治准绳》，李士材的《医学必读》等医学名著都有较多的引述，从此可知，《医统》赞薛立斋为明代医家之冠，所来有据。清代，推崇立斋学说的著名医家也很多，如张石顽、陈士铎、高鼓峰、吕留良等，陈修园描绘其时情景云："无如医友及病家，心服薛氏、景岳诸法，以六味、八味、左归、右归、补中、逍遥、六君、四君、大补元煎之类，谓不寒不燥之品，先入为主，至死不悔。"

清中期则有医家对立斋颇多微词，如徐灵胎言其为"庸医之首，邪医之宗"，陈修园则言其为"语多骑墙"，王孟英言其"自相矛盾，纪律毫无"。当代著名中医学家姜春华在《中医各家学说评介》中说："这对一般慢性官能性疾病调理自可，以之治急病、大病、真病效果是难期的。"这些医家或有意或无意，影响了后世医家研究立斋学说的热情，立斋也渐渐地淡出了人们的视线。

无独有偶，以上所列对立斋横生诘难的医家，都以研究《伤寒》成名，皆自比仲景功臣。然张仲景的伤寒学说，以六经为纲，很少论及六经辨证在内伤不足的情况下怎么应用，后人也无人论及。而至东垣则为之一变，发明《内经》饮食劳倦、脾胃内伤之旨，立足太阴脾土，专主扶持少阳之气，以防病进少阴。因太阴进则为少阴，出则为少阳，故东垣云："凡十一脏，皆取决于胆也。胆者，少阳春生之气，春气升则万化安。故胆气春升，则余脏从之；胆气不升，则飧泄肠澼，不一而起矣；又。胃气者，荣气也，卫气也，谷气也，清气也，资少阳生发之气也。人之真气衰旺，皆在饮食入胃，胃和则谷气上升。谷气者，升腾之气也，乃足少阳胆、手少阳元气始发生长，万化之别名也。"所以东垣以滋补胃气为本，因脾受气于胃，所以脾病则胃先病，脾胃即病，则胃气不下行而心火浮动于上，脾气不上升而肾水流溢于下，故李东垣《脾胃论》云"胃病则气短精神少而生大热，有时而显火上行，独燎其面"；"脾病则怠惰嗜卧，四肢不收，大便泄泻"。此与《伤寒论》中因寒邪陷入脾胃，故胃寒气逆而不食且吐，脾寒不运而腹满痛且下利的太阴提纲证（太阴之为病，腹满而吐，食不下，自利益甚，时腹自痛），见证虽不同，然其机理却一样，皆为脾胃受病，而胃不降、脾不升，所不同者在于有邪、无邪也。故李东垣创制补中益气汤，以人参、白术、甘草以太阴脾土之元气，加柴胡引出少阳，加升麻以引出阳明，重用黄芪托元气出表而太阳实，少加陈皮以宣气，略佐当归以和血，如此脾胃充而饮食化，饮食化而少阳气升，春气当令，万物升发，三阳俱能受气，三阳既卫于外，三阴自无扰也。此为东垣之伟大发明，真羽翼仲景者也，绝非粗浅者能知。

而薛立斋虽未亲习于东垣，却能得东垣心得之秘，且有发明。东垣畅言阴火，后人不解，或为相火，或为虚火，不知金元之时辨别医理皆以五运六气为据，易水学派尤其擅长此道，故争讼不息，莫衷一是，列为公案。盖太阴病，则心火不能随胃气下降，故少阴心病；肾水不能随脾升则少阴肾病，是皆少阴君火为病也。此即脾胃不足，阴火乘其土位的"阴火"为病，此时因脾胃不能输转，故当以李东垣的补中益气汤类方调补脾胃治疗。然而脾胃久病，上累心而下累肾，即如《伤寒论》中太阴病不解，久则入少阴，此则东垣少有治法，而立斋补之。胃虚不降而火浮于上，久则少阴心病，其气虚则用归脾汤安神降气，兼火则用加味归脾汤，其血虚则用加减八味丸补阴和阳，引阳下行；若脾虚不升而水流溢于下，气虚则用四神丸固脾补肾，阳虚则以八味丸，阴虚则用六味丸，兼用补中益气汤服之则病当愈。此又为立斋之伟大发明，有功于仲景、东垣。

薛立斋作为肾命学说的实际创始人，启发了赵献可和张景岳。尤以张景岳发挥肾命学说，扩充六味、八味之用，而有肾中真阴、真阳皆不足之论，并创制新方，而使补阴学说从朱丹溪的苦寒坚阴变为甘润滋阴，为江南医家所宗。甘润滋阴的流行，为温病治法的形成打下了基础。因温病以护阴液为先，故其治少用苦寒，多用甘寒滋润之品，且温病后期阴血不足，厥阴风动，故又于甘寒育阴中辅以介类潜阳，此为温病学说之进步处也。

由此可知，医学之承传代有发扬，不知者徒见其表，而有伤寒与温病之辨、经方和时方之争，不知其内涵之延续。狂言乱语如徐灵胎辈，多以仲景功臣自居，不过但见仲景之皮毛，何曾想见仲景之骨髓。而如姜春华教授所言，立斋所论但能治轻浅之病，是无视立斋所精心记录之两千余案，所患轻浅者有几？此自不待辨也！

或有因立斋本为疡医，其老因疮疡病而死，因而讥讽立斋。是不知立斋本来体弱，且在26岁被重车碾伤，30岁患夭疽危证，立斋在《内科摘要》中自言："余素性爱坐观书，久则倦怠，必服补中益气加麦门、五味、酒炒黑黄柏少许，方觉精神清妥，否则夜间少寐，足内酸热，若再良久不寐，腿内亦然，且兼腿内筋似有抽缩意，致两腿左右频移，展转不安，必至倦极方寐，此劳伤元气，阴火乘虚下注。丁酉五十一岁，齿缝中有如物塞，作胀不安，甚则口舌有疮然，日晡益甚，若睡良久，或服前药始安。至辛丑时五十有五，昼间齿缝中作胀，服补中益气一剂，夜间得寐。至壬寅有内艰（内艰为妻死）之变，日间虽服前剂，夜间齿缝亦胀，每至午前诸齿并肢体方得稍健，午后仍胀，观此可知，血气日衰，治法不同。"由此可知立斋在 56 岁时，身体已经衰弱不堪，且在 70 岁时尚不停诊务与笔耕（具体可参看史常永《薛立斋生平年表》），残喘至 73 岁而患疮疡，正气衰微不能胜邪而卒。以立斋之善治外科，善用温补，为海内共尊，逢此元气衰败之证，尚不能自治，何人又能起其沉疴？如徐灵胎之流，自誉善医，可不死于病乎！

又有人说，立斋曾经身为太医院院长，其接触的全是奢靡的达官贵人，这类人贪图淫逸享乐，故多阴虚阳衰之证。而史料上记载，薛立斋 44 岁即辞官，专心著述与临床，直至晚年尚不停息，其在乡里所遇之证，岂皆是膏粱厚味之人？退一步说，即便薛立斋接触的都是达官贵人，而明代学宗立斋的人很多，如周慎斋、胡慎柔、李士材等，都是当时的名医，他们遇到的人都是显贵吗？再退一步说，即便他们所遇到的都是达官贵人，在当今社会，因社会的进步，人民的生活水平相比当时的显贵怕有过之而无不及，那是否现在的病人都适合用薛立斋的方法呢？

薛立斋学术思想探源与发微

一、浅述李东垣脾胃学说兼论阴火

东垣高弟王好古，浸淫仲景之学几十年，然不可解，后得东垣指授，发挥仲景阴证之理，发明扶阳心法，为后世喻昌所宗，又为"火神"鼻祖。其将东垣所传，条例编辑成《此事难知》，文意深奥，却不为后世学《伤寒》者所重视。东垣学本《内》《难》，善治内伤，为海内共知，然其立法处方则效仿仲景，人多不能知。在《被遗忘的宗师——薛己》一文中，已有举例，现再从理法上，详细剖析，以为学东垣之前导，法立斋之基石。

《灵枢·营卫会生》云："太阳主外，太阴主内。"故六淫外邪客体则太阳先当之，而饮食劳倦、七情内伤则太阴脾土先当之。《素问·太阴阳明论》云："饮食不节，起居不时者，阴受之……阴受之，则入五脏……入五脏，则䐜满闭塞，下为飧泄，久为肠澼。"䐜满闭塞，即胸脘胀满不通也，胀满不通则食不下，食不下而强食则易吐；其闭塞不通，不通则痛；因脾不能运化水湿，故肠中水湿杂居，而下为飧泄，久为肠澼。此与仲景之"太阴之为病，腹满而吐，食不下，自利益甚，时腹自痛"，岂非若合符节？而东垣则云："形体劳役则脾病，脾病则怠惰嗜卧，四肢不收，大便泄泻。"此又与《素问·太阴阳明论》中"脾病而四支不用，何也？岐伯曰：四支皆禀气于胃，而不得至经，必因于脾，乃得禀也"互相发明。

然东垣所论与仲景未能全合，为何？以仲景论伤寒，首起于太阳，邪气传经至太阴，从腑入脏，已为极重之病，故有上逆下泻、痞隔不通之症；而东垣论内伤，首发于太阴脾土，其始病在经，不过脾不健运而水谷不化、清阳不升而已。是当补脾胃之气，使脾胃健旺，则少阳之气升发，而太阳阳明之气自足，以少阳三焦为元气之别使，外通腠理，内连脏腑也。《内外伤辨惑论》云："胃气者，荣气也，卫气也，谷气也，清气也，资少阳生发之气也。人之真气衰旺，皆在饮食入胃，胃和则谷气上升。谷气者，升腾之气也，乃足少阳胆、手少阳元气始发，生长万化之别名也。"故若脾胃不足，则清气不升，阳气不能充于上，以致精神困倦，怠惰嗜卧，所谓阳气者，若天与日，以其精则养神也；脾土居中，主灌溉四旁，故脾虚则阳气不能充实于四肢，而四肢乏力；清阳不升则津液亦不能从而上行，水湿流注肠间故大便泄泻；脾病久而清阳不升，浊邪反填塞上焦，以致胸膈痞满，饮食不下，大便泄泻，一如仲景所述太阴病，又为必然之理。然仲景所论为寒邪内客，此则为虚寒，非为实邪，故治法亦有不同。

如立斋治"一妇人，性沉静多虑，胸膈不利，饮食少思，腹胀吞酸，面色青黄，用疏利之剂。余曰：此脾虚痞满，当益胃气。不信，仍用之，胸膈果满，饮食愈少，余以调中益气加香砂、炮姜渐愈，后以六君、芎、归、贝母、桔梗、炮姜而愈"。又，"一妇人，吞酸嗳腐，呕吐痰涎，面色纯白，或用二陈、黄连、枳实之类，加发热作渴，肚腹胀满。余曰：此脾胃亏损，末传寒中。不信，仍作火治，肢体肿胀如蛊，余以六君加附子、木香治之，胃气渐醒，饮食渐进，虚火归经，又以补中益气加炮姜、木香、茯苓、半夏，兼服痊愈"。以上两案，其见症与伤寒太阴相似，然仲景所论在于寒邪内陷脾胃，是以逐邪为主，故少用补药；而立斋所治起于内伤，故少用攻伐。

本为脾胃气虚，又被寒凉伤中，或劳役不节，则与伤寒太阴病进而变少阴病类似，如立斋《内科摘要》所记"一上舍，呕吐痰涎，发热作渴，胸膈痞满，或用清气化痰降火，前症益甚，痰涎自出。余曰：呕吐痰涎，胃气虚寒；发热作渴，胃不生津；胸膈痞满，脾气虚弱。须用参、芪、归、术之类，温补脾胃，生发阳气，诸病自退。彼不信，仍服前药，虚症悉至，复请治。余曰：饮食不入，呃逆不绝，泄泻，腹痛，手足逆冷，是谓五虚；烦热作渴，虚阳越于外也；脉洪大，脉欲绝也；死期迫矣。或曰，若然，殒于日乎，夜乎？余曰：脉洪大，当殒于昼。果然。"此处之"饮食不入，呃逆不绝，泄泻，腹痛，手足逆冷"，岂非少阴厥阴之死证乎？以此而观，东垣依《内经》之理，变仲景之外感而为内伤，岂非有功于岐伯、仲圣。

《脾胃论》云"心火者，阴火也。起于下焦，其系系于心"；又，"膀胱主寒，肾为阴火，二者俱弱，润泽之气不行"。是可知心与肾同主阴火，当无疑义。心肾同主少阴，水火交媾，抟抱扭结，则气化出而为君火，此为常；而脾胃虚，则中焦不能枢转，或因胃虚气不下行而心火不降，或因脾虚清气不升而肾水亦不能上行，则水火不交，气化失常而化为阴火。其常为君火，其变为阴火，此东垣正不欲人混淆也。然自东垣而下，阴火究竟为何物，因易水学派师承湮没，渐至失传，以致后世争讼不一。虽有贤哲如景岳，亦不能知其根底，而于《质疑录》中辨之。

考其学术渊源，中医学至元末朱丹溪时，丹溪舍弃了五运六气作为说解医理的工具，而代之以更直接的脏腑、经络、阴阳等辨证思想以指导临床，这一学术思想凭借着朱丹溪及其众多著名弟子，在当时产生了巨大影响力，迅速且广泛的传播，以至于后之学者无不受此影响。而在此之前，刘河间执五运六气以辨胶泥《局方》之弊，张元素、李东垣则继之，他们将五运六气深刻的哲学思想引入了处方用药之中，使得中医理论有了空前的提高，也使中医的理法方药逐渐走向成熟。如我们熟悉的九味羌活汤，其中羌活入太阳，白芷入阳明，黄芩入少阳，苍

术入太阴，细辛入少阴，川芎入厥阴，和以甘草，润以地黄，使以防风，观六经
何部为病，则以何药为君，轻轻拨动气机，则六经流动，正如六气循行，自不停
息也。又如升阳散火汤，治男子、妇人四肢发热，肌热，筋痹热，骨髓中热，发
困，热如燎，扪之烙手。李东垣谓"此病多因血虚而得之。或胃虚过食冷物，抑
遏阳气于脾土"，火郁则发之。故用人参、芍药、生甘草、炙甘草补脾益阴泻火；
更用柴胡从太阴引出少阳，葛根、升麻从太阴引出阳明；羌活、独活、防风则开
太阳，使引入阳明、少阳之邪气得以宣泄。此种用法思维，正为拨动人身气机，
使六气循环如常而无郁遏，则体自不病也，其法与小柴胡汤相似，可谓善师仲
景。后世不知东垣之学以五运六气为体，宗仲景，法六经，更不推饮食劳役首发
太阴，内伤于脾，太阴病则少阴不得枢转，而为少阴病之渐，是对东垣常言之
"阴火乘其土位"，"或至而不至，是谓不及"，"火不能生土"等句，当面错过，
而又争讼不休，终失东垣阴火之真意。故东垣之学虽流行宇内，不过推举为一家
之学，甚或为无知者诋毁，此真为可叹之事。

二、李东垣脾胃学说在明代的变化和发展

如上所述，东垣法本《内经》，学宗仲景。而到明代因为丹溪学派的流行，
以五运六气推演医理的传统，逐渐被气血阴阳、脏腑经络等学说代替。这对于中
医本身是一个历史性的进步，它使中医学术逐渐摆脱了术数和哲学的束缚，而回
归到以人体的生理和病理为诊断和治疗依据的道路上。在这样的背景下，促使后
世医家对人的生理活动，作更进一步的探讨和研究，如明代的肾命学说，清代的
卫气营血与三焦膜腠学说等就是在这个学术大环境下产生的。由于对人体活动规
律的深入观察，导致了中医学科的不断细分，其用药也越来越有针对性，到清代
温病学派流行，讲究用药切中病情，丝丝入扣，但这却使中医的整体辨证观逐步
丧失，从而走向了另一个极端。到了近代，更有人倡导为病寻药寻方，甚而现世
末流完全以化验单为依据，用药全依指标，提倡方证相应，认为其为中医临床的
最高境界，这实际上是宋代《局方》思维的回归。《局方》流行而河间出，以运
气学说指导创制新方，而成为一代宗师，这些年运气学说又逐渐为中医学习者所
重视，是否与此有关呢？伴随着五运六气学说的逐渐扬弃，宋元流行的以风药拨
动气机，使人体六经气机正常流行，犹如天地间六气循环不息的用药方式，逐渐

淡出了医家的视野。这本为李东垣学术精华之一，亦为其承接张仲景六经辨证处方的变通用法，因运气学说的衰微，遂而不传，让人悲叹。如《脾胃论》中有"泻阴火以诸风药升发阳气以滋肝胆之用，是令阳气生，上出于阴分，末用辛甘温药接其升药，使大发散于阳分，而令走九窍也"一句，李东垣补中益气汤中之柴胡、升麻，升阳散火汤中之柴胡、升麻、葛根、羌活、独活、防风，益气聪明汤之葛根、升麻、蔓荆子，皆用风药拨动气机，使气机从太阴透少阳出太阳。

纵观各家学说，能完整地理解和运用阴火学说者，除东垣高弟外，唯有薛立斋经常引用和使用。如"立斋治一儒者，素勤苦，恶风寒，鼻塞流清涕，寒禁嚏喷。立斋曰：此脾肺气虚不能实腠理。彼不信，服祛风之药，肢体麻倦，痰涎自出，殊类中风。立斋曰：此因风剂耗散元气，阴火乘其土位。遂以补中益气加麦门、五味治之而愈"；又如，"立斋治一妇人咳嗽，早间吐痰甚多，夜间喘急不寐。立斋谓：早间痰，乃脾虚饮食所化，夜间喘急，乃肺虚阴火上冲。遂用补中益气加麦门、五味而愈"。然立斋虽善用东垣阴火学说，但却并不热心于东垣所谓"泻阴火以诸风药升发阳气以滋肝胆之用"之说，而其轻清升发之药，仅用柴胡、升麻，而少用羌活、独活、防风之类，不知是否因时人轻用开泻，伤气耗血，故不提倡用之，又或本就不知东垣尚有此一层用药心法，此就不得而知了。

立斋深研脾胃学说，且在东垣脾胃学说的基础上又有所发展。东垣云："脾病则下流乘肾，土克水，则骨乏无力，是为骨蚀，令人骨髓空虚，足不能履地，是阴气重叠，此阴盛阳虚之证。大法云，汗之则愈，下之则死。若用辛甘之药滋胃，当升当浮，使生长之气旺。言其汗者，非正发汗也，为助阳也。"东垣之意为脾虚不运，反生湿而下流乘肾，肾精、肾气不能借脾气的升发而充骨髓生血气，精气郁滞下焦不得发，而化为阴火，其初病当如东垣所论，用辛甘温之药，助脾升浮则自愈，如补中益气汤。然久病则肾中精气尽化阴火而肾中空虚，肾虚不制水则口干有痰，肾虚无力托举脾胃之气，阳气内陷，则足热身倦，甚则下肢痿软等，此时单用补中益气汤升举下焦的元气，则下焦更加空虚，而病必不能愈。如：薛立斋治庶吉士黄伯邻，发热吐痰，口干体倦，其自用补中益气汤不应，立斋谓此金水俱虚之证，兼服地黄丸而愈；又，薛立斋治孙都宪，形体丰浓，劳神善怒，面带阳色，口渴吐痰，或头目眩晕，或热从腹起，左三脉洪而有力，右三脉洪而无力，立斋谓足三阴亏损，用补中益气加麦门、五味及加减八味丸而愈。

脾胃久虚，不能助肾精肾气上行，郁于下焦化为阴火，阴火郁闭不行，久则煎熬真阴，而成阴虚有热之证，见口干烦热，下肢酸软，或小便滞涩，又或大便不通，如"吾（立斋）师金宪高如斋，自大同回，谓余曰：吾成风病矣，两腿逸则痿软而无力，劳则作痛如针刺，脉洪数而有力。立斋告之曰：此肝肾阴虚火盛，而致痿软无力，真病之形，作痛如锥，邪火之象也。用壮水益肾之剂而愈"；又，立斋治疗"司徒边华泉，小便频数，涩滞短赤，口干唾痰，此肾经阳虚热燥，阴无以化，用六味、滋肾二丸而愈"。此为脾胃虚导致阴虚之证，故当专补其阴，兼行阴分之滞，阴行则阳自不郁，阴足则阳自不孤，阴阳化合，精气生而神气长。

又有脾胃久虚，化湿下流乘肾，阳为湿浸，初则为火，久则火从湿从寒而化，以致肾中阳气不足，不能化阴精而为气，肾气不能滋养脾土，以致脾土虚陷，不能运化水谷者，当补肾中之阳，用八味丸。即立斋所谓补命火以生脾土之证，亦可补东垣之未逮，此为立斋之伟大发明，下节当专述之。

三、肾命学说的实际创始人

《素问·水热穴论》云："肾者，胃之关也，关门不利，故聚水而从其类也。"王冰注曰："关者，所以司出入也。肾主下焦，膀胱为府，主其分注关窍二阴，故肾气化则二阴通，二阴闭则胃填满，故云肾者胃之关也。关闭则水积，水积则气停，气停则水生……此之谓也。"因肾合三焦、膀胱，三焦为水道，膀胱藏津液、司气化，故肾不足则三焦无所受，津液停滞而为饮为湿；肾虚，膀胱亦不能受气，津液不化而为胀为肿。张仲景从其意，故以肾气丸治疗"短气有微饮"与"虚劳腰痛，少腹拘急，小便不利"等症，肾气丸中熟地补肾生精，山药补脾固精，山茱萸敛肾纳气，牡丹皮行阴分之滞而使诸阴药无凝涩之弊，茯苓、泽泻淡渗利湿而通水道，肉桂补命门、附子温经，两者相合则下暖而水温，膀胱自能气化，故仲景用八味丸主治因肾虚而生的水饮，或因膀胱不能气化导致小腹胀疼和肿胀，可谓善悟经典。如薛立斋治"都宪孟有涯，气短痰晕，服辛香之剂，痰盛，遗尿，两尺浮大，按之如无，余以为肾家不能纳气归源，香燥致甚耳，用八味丸料，三剂而愈"；又，薛立斋治"一儒者，善饮，便滑，溺涩，食减，胸满，腿足渐肿，症属脾肾虚寒，用加减金匮肾气丸，食进肿消，更用八味丸，胃强脾健而愈”。

张仲景虽然对“肾主水液”有着完美的发挥，并且在《金匮要略》的首章，就提到“腠者，是三焦通会元真之处，为血气所注”，这显然受《难经》的影响，却没有对三焦中元气的来源作进一步探讨，以致后人迷茫，略显不美。我们现在习惯所称的“命门”首见于《难经》，其言“肾两者，非皆肾也。其左者为肾，右者为命门”。结合《难经》全文，推测其意，《难经》有意将两肾的功能分开，其中左肾为肾，主水液；右肾为命门，为“诸神精之所舍……男子以藏精，女子以系胞”，这显然是受了《内经》“肾藏精主水液”思想的影响。然两肾之气可以相通，和合而出为肾间动气，为一身元气之本，经三焦布散于周身，以维系身体的健康。

然自《难经》以下，历经千年，命门学说虽存其用，而其名不彰，直至金元诸大家出，考释《内》、《难》，命门学说才渐渐又回到了医家的讨论范围，然真正地将命门学说运用于临床，则是在明代薛立斋以后。薛立斋在其医案中对肾命学说有着成熟的展示和运用，如“佐云：向因失足，划然有声，坐立久则左足麻木，虽夏月足寒如冰。嘉靖己亥夏月，因醉睡觉而饮水，复睡，遂觉右腹痞结，以手摩之，腹间沥漉有声，热摩则气泄而止，每每加剧，饮食稍多则作痛泻，求治于医，令服枳术丸固守勿效。甲辰岁，求治于立斋先生，诊之，喟然叹曰：此非脾胃病，乃命门火衰不能生土，土虚寒使之然也，若专主脾胃，误矣，可服八味丸则愈。予亦敬服，果验”；又“廷评张汝翰，胸膈作痞，饮食难化，服枳术丸，久而形体消瘦，发热口干，脉浮大而微，用补中益气加姜、桂，诸症悉退。惟见脾胃虚寒，遂用八味丸补命门火，不月而饮食进，三月而形体充”。因薛立斋的著作在其生前就已经广泛流传，所以薛立斋以下的明代医家几乎无人不受他的影响，而赵献可和张景岳正是在其影响下，联系《难经》，参合道教精气学说，而使肾命学说成为一个完整的理论，并被后世确定为中医学说的基本理论。

立斋将脾胃虚证，大致分为脾胃气虚、脾胃气陷、脾胃虚寒和真脾胃虚四证，其脾胃气虚而不纳不化者，用六君子汤；脾胃气陷而见肢乏体倦者用补中益气汤；脾胃虚寒而呕逆不食、腹痛便泻者用六君子汤加姜、附，或直接用附子理中汤。前三者皆易明，唯独其所谓"命火衰微之真脾胃虚"而见饮少纳微、畏寒吐痰，甚则上呕下泻、面热足冷等症，以张仲景八味丸治之，最难理解。所难明者，既云脾胃虚不能纳食，为何再用熟地、山茱萸之滋润；既见身冷、恶寒，为何再用泽泻、丹皮之走泄？

《素问·上古天真论》云："女子七岁，肾气盛，齿更发长……五七，阳明脉衰，面始焦，发始堕……丈夫八岁，肾气实，发长齿更……五八，肾气衰，发堕齿槁；六八，阳气衰竭于上，面焦，发鬓颁白。"是可知无论男子或者女子，其生长发育皆赖肾气的充盛，真精（天癸）的充足。若肾气不充，天癸匮乏，则阳明胃经先衰，而后三阳俱衰于上。因脾胃为仓廪之官、后天之本，所化饮食精微能生血气，故脾胃衰弱，则轻清的阳气不能上行，而在上在表之三阳衰；阳气不足，则不能生阴血，反过来又影响在内之五脏。因此肾气衰弱首先影响到脾胃，脾胃衰弱则饮食不化，反过来又加快了人身体衰落的过程。那么，肾气又是如何影响脾胃的呢？

关于这点，《内经》没有明言，《难经》发挥《内经》之意，提出"肾两者，非皆肾也。其左者为肾，右者为命门"，其中"命门者，诸神精之所舍，原气之所系"，而三焦受肾间元气为"原气之别使也，主通行三气，经历于五脏六腑"。其中三气者，即上焦的营卫之气，中焦的水谷之气，下焦的秽浊之气，《灵枢·营卫生会》谓"上焦如雾，中焦如沤，下焦如渎"，而上焦营卫之气本为中焦的水谷所化，下焦的秽浊之气亦必须由胃气推导而下行，故《难经》又言："三焦者，水谷之道路，气之所终始。"也就是说，水谷的运化，元气的生发和归藏，皆经由三焦，而三焦所受元气的最重要作用就在于帮助脾胃腐熟水谷，再经由三焦将水谷精华外散于周身，内行于脏腑，以维持人体所需，而多余之精华则藏之于肾，其糟粕则被推逐出体外，如此则身体不衰，精神健旺，故东垣云："三焦者，乃下焦元气生发之根蒂，为火乘之，是六腑之气俱衰也。"而三焦元气不足，则水谷不化，水停不化则为湿、为痰、为饮、为肿、为泄，谷食不化则腹胀、纳减、体倦，如此则后天的水谷精华不能补充先天肾精的损耗，反过来又影响到三焦元气的生发，故三焦之气与脾胃之气互相补充，相依而存。所以李东垣特别强调通过调补胃气，以滋养元气，如其在《脾胃论》中说："真气又名元气，乃先身生之精气也，非胃气不能滋之。胃气者，谷气也，荣气也，运气也，生气也，清气也，卫气也，阳气也。又天气、人气、地气，乃三焦之气。分而言之则异，其实一也，不当作异名异论而观之。"李东垣对于三焦与胃气的认识可谓前无古人。

然肾主藏精，精能化气，气布于三焦，行于五脏六腑，故肾精不足，无精化气，则三焦元气不充而脾胃不足，当以六味丸治之；而肾中阳气不足，导致精不化气，也能导致三焦气虚，出现脾胃功能低下的情况，此即薛立斋反复强调的"命门火衰不能生土"的真脾胃证。此时用六味丸补肾填精，少佐附子、肉桂以温精化气，精化气，气舍三焦，三焦气旺则生脾胃，脾胃健运而饮食消。这两种情况，东垣没有探讨，而此即后世所谓肾命学说。

综上所述，薛立斋是将肾命学说灵活运用于临床的第一人，他使东垣脾胃学说更加完整，而其余波所至，赵献可固守六味、八味为治病之本，张景岳则发挥肾中真阴真阳之说，强调"阳非有余，阴亦不足"，以正丹溪主阴之弊，不为无得之见，此论立斋虽未明言，然杂在立斋诸案甚明，特景岳提出而已。

四、试析薛立斋"阴虚即脾虚"的实质

七版（新世纪全国高等中医药院校规划教材）的《中医诊断学》是这么定义阴虚的："体内阴液亏少而无以制阳，滋润、濡养等作用减退，以咽干、五心烦热、脉细数等为主要表现的虚热证候。"而薛立斋在《内科摘要·饮食劳倦亏损元气等症》言："夫阴虚乃脾虚也，脾为至阴，因脾虚而致前症，盖脾禀于胃，故用甘温之剂以生发胃中元气，而除大热。"这与现在教材的定义，区别很大。那么薛立斋提出此说的根据是什么呢？

《素问·调经论》言："阴虚生内热奈何？岐伯曰：有所劳倦，形气衰少，谷气不盛，上焦不行，下脘不通，胃气热，热气熏胸中，故内热。"大意为，形体劳役则损伤躯干中的精气，躯干中精气虚少则导致身体乏倦。因四肢隶属于脾，肌肉属于胃，故躯干中精气虚少，则导致胃气虚不能腐熟，脾气虚不能运化水谷，如此则水谷中精气不能上升，糟粕亦不能下行，清浊混居于胃中，积而为热，热气经膈熏蒸于胸，故有阴虚内热之证。其中"有所劳倦，形气衰少"，正为李东垣所强调的"形体劳役则脾病"，及"脾既病，则胃不能独行津液，故亦从而病焉"。而此处对"阴虚生内热"的看法，则为李东垣脾胃学说的核心内

容，所谓"脾胃亏虚，阴火乘土"正是指此。其在《脾胃论·脾胃虚实传变论》中说："'阴虚则内热，有所劳倦，形气衰少，谷气不盛，上焦不行，下脘不通，胃气热，热气熏胸中，故为内热。'脾胃一伤，五乱互作，其始病遍身壮热，头痛目眩，肢体沉重，四肢不收，怠惰嗜卧，为热所伤，元气不能运用，故四肢困怠如此。"由此可看出，李东垣的学术思想一本《内经》。而《灵枢·本神》言"五脏主藏精者也，不可伤，伤则失守而阴虚，阴虚则无气，无气则死也"，又印证了以上的看法。上下两条对比，则可知《内经》时代的阴虚主要是从阴阳二气相抟抱，阴虚则阳走的角度来论述的，这和《内经》一贯的"阳主阴从"理论相符合，其治也当从固护阳气入手，这和后世的阴虚必有热，当滋阴清热大不相同。

那么，现代的"阴虚"概念，是从什么时候出现的呢？这个限于学识，无从考证。然"阴虚"的这个概念，被广泛地引用和使用，则当从朱丹溪始，盖丹溪认为肝肾皆寄藏相火，心君若为物欲所扰而不明，则肝肾所藏之相火，必悍然而动，冲逆于上。其《格致余论》云"主闭藏者肾也，司疏泄者肝也。二脏皆有相火，而其系上属于心。心君火也，为物所感则易动，心动则相火亦动，动则精自走，相火翕然而起，虽不交会，亦暗流而疏泄矣"；又，"相火易起，五性厥阳之火相扇，则妄动矣。火起于妄，变化莫测，无时不有，煎熬真阴，阴虚则病，阴绝则死"。很明显，丹溪的学术思想受到了当时流行的程朱理学的影响，程朱理学讲究"人欲净尽，天理流行"，因丹溪本为大儒，故其治疗也强调薄嗜欲而君火明，君火明则相火守位而不病。所以丹溪所出补阴诸法，皆以苦寒坚阴之品镇摄相火，如四物汤加黄柏、知母之类，又或单用一味黄柏清泻相火。其传人虞抟在其《医学正传·医学或问》中有着更明确的回答，云："曰阴虚者，肾精之真阴虚也，其病多壮热，责其无水，治法以补血药中加知母、黄柏等药，或大补阴丸、滋阴大补丸之类。"由此可以看出，阴虚的概念到丹溪时已为之一变，延续至今，然毕竟已和《内经》所论不同。

那么，薛立斋论述"阴虚即脾虚"的实质是什么呢？又有什么生理基础？在《内科摘要·饮食劳倦亏损元气等症》中第4案，薛立斋说："脾属土，为至阴而生血，故曰阴虚。"这里涉及的主要问题，是脾为什么能生血？因血为水谷精华与津液的合成，通过经脉的流行，把水谷精华输送到全身，以供一身之用，而多余部分则化为精，储存于五脏六腑，所以血虚为阴虚之渐，而阴虚则必血虚也。脾能生血在于脾藏营，《灵枢·营卫生会》云："中焦亦并胃中，出上焦之后，此所受气者，泌糟粕，蒸津液，化其精微，上注于肺脉，乃化而为血，以奉生身，莫贵于此，故独得行于经隧，命曰营气。"而《灵枢·邪客》亦言："营气者，泌其津液，注之于脉，化以为血，以荣四末，内注五脏六腑，以应刻数焉。"以上两条一略一详，然又互相补充，从中可以总结出：水谷精华在肺中变化为血，血行脉中最终又化为营气，而营气的作用在于泌别津液，使津液注入脉中，与经脉中的水谷精华化合上注于肺，而化为血。从这里可以看出，血的生成和三个方面息息相关：首先，血为水谷之精华，为人身之大宝；其次，营气和血虽为二物，但可以互相转化；最后，水谷津液必经过肺的宣散和运化才能化为血。而这三个方面都和脾的功能息息相关：其一，脾为仓廪之官，主运化水谷；其二，脾藏营，主泌别津液；其三，脾为肺之母，能生肺金，《难经》说："损其肺者，益其气。"

从上可知，立斋的"阴虚即脾虚"这个论点，源自《内经》，立足于阴血的生成，是有其特定的生理基础作支撑的。

五、"滋化源"的学术思想探讨

以上四个标题首先探讨了李东垣的脾胃学说，然后探讨了薛立斋对李东垣脾胃学说的继承和发展，接着探讨了命门学说，最后探讨了薛立斋对于阴虚的理解。基于以上四个方面的论述，再来探讨薛立斋"滋化源"的学术思想，就清晰明白多了。

《素问·天元纪大论》中言"物生之谓化"，故"化源"即事物生化的源头，而"化源"一词首见于《素问·六元正纪大论》，如"必折其郁气，先资其化源，抑其运气，扶其不胜，无使暴过而生其疾"，此处的"资其化源"，即为生扶抑郁之气而使气平，如木郁则补水，火郁则扶木，如此则气无偏倚，人在气交之中，感之则不易病也，而立斋所谓的"滋化源"与此不同。立斋所谓的"滋化源"，是指生发人身的元气，因元气为一身之主宰，五脏六腑之根本，五脏六腑的功能都不过是元气运动的外在体现而已。

人身的元气寄在两肾之间，为命门温煦肾中所藏阴精所化，所化之元气经三焦内行于脏腑，外散于肌表，以供日用所使，精神所驱。然人自呱呱落地，元气无时无刻地被消耗，故人体每日都必须摄入一定量的食物，以生成气血，补充人身体元气的耗散。然水谷的转化来自于脾胃的健运，脾胃的健运又与三焦中的元气息息相关，三焦元气来自于命门，命门中的元气又为肾精所化，肾精则需要气血的补充，气血的生成来源于水谷精华。故"滋化源"即滋肾以生发元气，补中以健运脾胃，如此则脾胃健旺而饮食化，饮食化而气血生，循环往复，元气将自复，病乃自愈。然滋肾又有滋肾阴、肾阳之分，肾阳即命火，命火不足，则精不化气；而肾阴不足，则命火无以化气，故立斋常以六味丸滋肾精以和阳，用八味丸补阳以化精。如薛立斋治"中书鲍希伏，素阴虚，患咳嗽，服清气化痰丸及二陈、芩、连之类，痰益甚；用四物、黄柏、知母、玄参之类，腹胀咽哑，右关脉浮弦，左尺脉洪大。余曰：脾土既不能生肺金，阴火又从而克之，当滋化源。朝用补中益气加山茱、麦门、五味，夕用六味地黄加五味子，三月余，喜其慎疾得愈"；又，薛立斋治"司空何燕泉，小便赤短，体倦食少，缺盆作痛，此脾肺虚弱，不能生肾水，当滋化源，用补中益气、六味丸加五味而安"。

用补中益气汤和地黄丸以"滋化源"的方法，在薛立斋的医案中相当的普遍，经常在一天之中交叉服用，或者朝用补中、夕用地黄，或者朝用地黄丸、夕用补中，其中大有奥妙，不可忽视。一天之中，朝阳东升，人身之阳气亦随之而升，夕阳低沉，人身之阳气亦随之入里，故脾胃不足，阳气不能随朝阳东升而升，以至于现晨起大便泄泻，四肢乏力，头目眩晕等症；又或者阳气不升导致肺气不充，津液不能上行，而见短气，口渴，甚或咳嗽等症当朝用补中以升举元气，夕用六味丸或者八味丸生发元气，如上文引用薛立斋"治中书鲍希伏"一案，此为其常。然尚有朝阳东升，而阳伏阴分不出，以致见腰酸腿困，二便不利，甚则肿胀等症，故朝用八味丸或者加减八味丸，顺天时之阳而从阴分托初阳气，夜则用补中益气丸顺天时之阴而入阴分，从阴中升举阳气，而为晨起生发之资。如薛立斋治"一男子，素不善调摄，唾痰口干，饮食不美。服化痰行气之剂，胸满腹胀，痰涎愈盛。服导痰理脾之剂，肚腹膨胀，二便不利。服分气利水之剂，腹大胁痛，睡卧不得。服破血消导之剂，两足皆肿，脉浮大不及于寸口。朝用金匮加减肾气丸，夕用补中益气汤煎送前丸，月余诸症渐退，饮食渐进，再用八味丸、补中汤，月余自能转侧，又两月而能步履，却服大补汤、还少丹，又半载而康。后稍失调理，其腹仍胀，服前药即愈"。

综上所述，"滋化源"即滋养人身生化之源，生化之源在于脾肾。气血生于脾胃，精气产于肾命，因血能生精，精能化气，故脾肾互为基础，相互影响，故脾肾同调同治，为治虚损内伤之一大法门。而后世常有"补脾不如补肾"和"补肾不如补脾"的争论，是不知脾肾相生，化为依存，似二而实一也。

薛立斋常用方剂分析与探讨

从《内科摘要》来看，薛立斋对于内科病的治疗，常用的方子不过十几个，通过对这些方子的灵活加减，以应对临床上的种种变化，这为当时的大家所推崇，更为当时的学医者所模仿，但却常常被后人讥笑，以为滞泥不化。但是透过薛立斋的医案可看到这样治疗的可行性。其现实意义就是将中医的临床治法化繁难为简易，易则易知，简则易从，这岂非是非常有意义的尝试？

而薛立斋绝非毫无目的地尝试，而是立足于其基本的学术观点。其学术思想，宗法东垣脾胃学说，开创肾命学说，故其治疗多以脾肾为本，脾健则气血生，肾强则精气藏，如此精气生于脾而藏于肾，气血生于内而卫于外，是谓正气内存则邪不可干。以此通治内科，直指根本，似迂而实巧，故其或治脾，或治肾，或脾肾同治，或脾肺同治，或心脾同治，或肝脾同治，以饮食精微出于脾胃，脾能灌溉四旁，脾健则饮食化而气血生，气血荣养五脏，其精气终归于肾，而肾藏之，肾精化气，气熏于脾胃，又为腐熟之资。故其治多从脾肾入手，方剂寥寥，以愈诸疾，也可想而知。以下讨论方剂的主治，皆以立斋所订《内科摘要》所言为准。

一、独参汤

治一切失血，恶寒发热，作渴烦躁。盖血生于气，故血脱补气，阳生阴长之理也。

人参（二两）　上枣十枚，水煎服。

【评析】人参味甘微寒，味甘则入脾，微寒则敛气，故人参能补脾固气。脾中藏营，故脾旺则营气充，营气与血同行脉道，营行则血行，营回则血回，故血脱之证，可补脾以摄血，此立斋言其能"治一切失血，恶寒发热，作渴烦躁"之故。血止后，寒热烦渴不除者，此为在外之营卫不足也，当继用李东垣当归补血汤治之，如薛立斋治"一男子，咳嗽吐血，热渴痰盛，盗汗遗精，用地黄丸料加麦门、五味治之而愈。后因劳怒，忽吐紫血块，先用花蕊石散，又用独参汤渐愈。后劳则吐血一二口，脾肺肾三脉皆洪数，用补中益气、六味地黄而痊愈"。

《神农本草》言人参"补五脏，安精神，定魂魄，止惊悸，除邪气，明目，开心益智"。因脾与胃共主仓廪，是脾气旺则水化谷消，其精华经脾而灌溉四旁，流于四脏，故言人参能补五脏。神舍于心为身之主，精藏于肾为身之本，随神往来谓之魂，伴精出入谓之魄，是神安则魂静，精固则魄定，精神魂魄常会聚于中土，故用人参补脾，脾旺则精神安，魂魄定，惊悸止。目明为肝气充，心开为神气旺，智益为肾气足，此三者皆脾气健旺，灌溉四旁之功。又，人参有截疟之功，如薛立斋治"一儒者，秋患寒热，至春未愈，胸痞腹胀，余用人参二两，生姜二两煨熟，煎顿服，寒热即止。更以调中益气加半夏、茯苓、炮姜，数剂，元气顿复。后任县尹，每饮食劳倦疾作，服前药即愈"。

二、四君子汤

治脾胃虚弱，饮食少进；或肢体肿胀，肚腹作痛；或大便不实，体瘦面黄；或胸膈虚痞，痰嗽吞酸。

人参　白术　茯苓（各二钱）　甘草（炙，一钱）　上姜、枣，水煎服。

【评析】甘入脾，淡入胃，脾性润而喜燥，燥则升；胃性燥而喜润，润则降。人参甘寒，甘草甘温，白术甘苦，茯苓甘淡，四味皆甘，甘能入脾，是四君子汤以补脾为本。因淡则入胃，润则和胃，故人参之润、茯苓之淡，兼能和胃降气。胃和气降，则能食而纳；脾气健旺，则能运而化。故四君子汤所治饮食少进，为脾胃气虚而不纳不化；肢体肿胀，为脾虚而津液不化，流溢于肌表；肚腹作痛，为脾虚不运，饮食不化；大便不实，为脾虚而清气不升，津液不能随之上行，杂注肠中而大便溏；体瘦面黄，为脾虚不运，水谷不化，清气不能上荣于面而色黄，水谷中精华不能充养肌肉而形瘦；清气不升，水液不行，浊气填塞上焦，液化为痰，故"胸膈虚痞，痰嗽吞酸"。是皆脾胃气虚而当用四君子汤，引以生姜、大枣振奋脾胃，脾胃气充则诸症自解。

如"一妊妇霍乱已止，但不进饮食，口内味酸，泛行消导宽中。薛立斋曰：此胃气伤而虚热也，当服四君子汤。彼不信，乃服人参养荣汤，呕吐酸水，其胎不安，是药复伤也。仍与四君子汤，俾煎熟，令患者嗅药气，不作呕，则呷少许。恐复呕，则胎为钓动也，如是旬余而愈"（《续名医类案》）。此案为霍乱之后，脾胃不能健运，故饮食不进，肝木不能得脾助而升，故抑曲作酸，是当用四君子汤运脾升清，脾运则胃和而饮食进，清升则酸解而肝木达。妊妇不信却服人参养荣汤，其中芍药、五味、熟地为甘酸滋腻之品，酸敛则气郁不能升而呕吐酸水，滋腻则伤脾而不能系胞胎。故最终仍以四君子汤启脾和胃而收功。

另，立斋对四君子汤加减之法甚多，如气虚不能生血，用四君子汤加当归、熟地；气虚有热，用四君子汤加柴胡、栀子；脾虚不能摄血，用四君加当归、川芎；肺气久伤而咳嗽，用四君补脾生肺，加芎、归之辛润以宣肺，桔梗辛平以开肺。如此种种，不一而足，当思立斋立法之心，与医案相参，反复琢磨。

三、异功散

治久咳不已，或腹满少食，或面肿气逆。又治脾胃虚弱，饮食少思等症。即前方加陈皮。

【评析】异功散即四君子汤加陈皮。《神农本草经》言陈皮"气味苦辛平，主治胸中瘕热，逆气，水谷"，因陈皮辛以宣肺，苦以降气，气清而香能入上焦，故轻用取其芬芳之气而入上焦，能祛胸中闷胀之热；重用取其辛苦之味，能入中焦降逆和胃，如张仲景之橘皮汤。故久咳不已，因脾虚不能生肺而肺气不宣，故用四君子汤补脾生气，少加3～5g陈皮以宣肺理气。如薛立斋治"一产妇咳而腹满不食，涕唾，面肿气逆，此病在胃，关于肺，用异功散而愈"，腹满少食为脾虚不运，故用四君子汤加陈皮以行胃气，当用至10～15g。如薛立斋治"一小儿乳哺失节，服药过剂，腹胀少食，大便不调，两眼生花，服治眼之药，渐生浮翳，余用异功散加当归、柴胡，饮食渐进，便利渐调，少佐以九味芦荟丸，其眼渐明，乃用人参补胃汤、肥儿丸，而痊"，若为逆气面肿则当效张仲景橘皮汤法，用四君子汤补脾，重用陈皮以降逆，陈皮剂量当在20g以上。如薛立斋治"一小儿眼泡微肿，咳嗽恶心，小便泔白。余谓脾疳食积，以五味异功散为主，佐以四味肥儿丸而愈。后不节饮食，夜视不明。余曰：此脾胃复伤，须补养为主。不信。乃服峻厉之剂，后变风症，竟不起"。

又，四君子汤偏于补脾，加陈皮之芳香理气，则能助胃气进饮食。一味之进退，则见功不同，此真立斋之妙法。

四、六君子汤

即四君子加半夏、陈皮。治脾胃虚弱，饮食少思，或久患疟、痢。若见内热，或饮食难化作酸，乃属虚火，须加炮姜，其功甚速。

【评析】六君子汤即异功散加半夏，四君子汤加陈皮、半夏。李东垣《药类法象》言半夏"治寒痰及形寒饮冷，伤肺而咳。大和胃气，除胃寒，进食。治太阴经痰厥头痛，非此药不能除"。东垣极言半夏祛寒痰、降逆气之功，以半夏性燥、体滑、味辛、气温，痰饮非温不化，非辛则胶黏难开，性燥则脾健，体滑则腑通，故历代治痰饮皆以半夏为必用之品。痰饮不阻于中，则气降胃和而食自进，其与陈皮相合，陈皮祛逆气，半夏祛湿痰，痰与气不阻中焦则饮食进而胃纳开。故六君子汤主治因脾胃气虚而致中焦痰气痞阻而食少气逆之证。如薛立斋治"大参李北泉，时吐痰涎，内热作渴，肢体倦怠，劳而足热，用清气化痰益甚。余曰：此肾水泛而为痰，法当补肾。不信，另进滚痰丸。一服吐泻不止，饮食不入，头晕眼闭。始信，余用六君子汤数剂，胃气渐复，却用六味丸，月余诸症悉愈"。

六君子汤又治因过用消导，以致脾胃气虚，不能健运水谷而水湿停滞，流溢三焦，而患疟患痢，故用六君子汤补脾和胃，清升浊降而病自愈。如薛立斋治"一上舍，患痢后重，自知医，用芍药汤，后重益甚，饮食少思，腹寒肢冷，余以为脾胃亏损，用六君加木香、炮姜，二剂而愈"；又，"一妇人，劳役停食，患疟，或用消导止截，饮食少思，体瘦，腹胀，余以补中益气，倍用参、芪、归、术、甘草，加茯苓、半夏各一钱五分（补中益气加茯苓、半夏则六君汤备也），炮姜五钱，一剂顿安。又以前药，炮姜用一钱，不数剂，元气复而痊愈"。

若因胃寒气逆而心火不降，虚热上浮；或脾寒木气不升而作酸，则当加用干姜，如仲景辛开苦降之泻心汤诸法。如薛立斋治"光禄高署丞，脾胃素虚，因饮食劳倦，腹痛胸痞，误用大黄等药下之，谵语烦躁，头痛喘汗，吐泻频频，时或昏愦，脉大而无伦次，用六君子加炮姜，四剂而安。但倦怠少食，口干发热，六脉浮数。欲用泻火之药。余曰：不时发热，是无火也；脉浮大，是血虚也；脉虚浮，是气虚也。此因胃虚五脏亏损，虚症发见。服补胃之剂，诸症悉退"。

又，六君子汤是薛立斋在临床使用频率极高的方剂之一，在《内科摘要》中的加减法还有许多，仅就个人所见，再举几例，以资参考。

六君子汤加当归、芍药以补脾生血，因脾藏营，营能致津液而入于脉，津液与水谷精华相合，而化为血，故以六君子汤补脾胃，加当归、芍药以补脾中之营，如此则脾胃健旺，水与谷俱化，而血自生。

又，六君子汤加炮姜、木香，干姜温中暖上，木香疏肝理气，故其主治中焦虚寒，肝木乘脾之证。在上则胸膈膨满，在中则腹痛痞满泛酸，在下则后重里急。如薛立斋治"儒者，面色萎黄，胸膈不利，吞酸嗳腐，恪服理气化痰之药，大便不实，食少体倦，此脾胃虚寒，用六君加炮姜、木香渐愈，兼用四神丸而元气复"；又，"一上舍，患痢后重，自知医，用芍药汤，后重益甚，饮食少思，腹寒肢冷，余以为脾胃亏损，用六君加木香、炮姜，二剂而愈"。

又，六君子汤加干姜、肉桂，干姜暖中，肉桂暖下，故其主治因脾肾虚寒导致的不食、气逆、腹痛、泄泻、小便不利等症。同有六君子汤加干姜，然木香在于理肝以升清，肉桂在于暖下以升清，两者的区别在于：肝木犯土必有急迫之感，而脾肾虚寒，水不化气，则少腹胀痛，小便清冷，大便泄泻，四肢厥冷。六君子汤加干姜、木香，为虚中有实；而六君子汤加干姜、肉桂，则纯为虚寒。而肉桂与附子的区别在于：肉桂暖下化气，附子温经驱寒，故附子所治以冷痛为主，肉桂则更擅长助肾化气以生命门，进饮食，通小便，实大便。如薛立斋治"一儒者，四时喜极热饮食，或吞酸嗳腐，或大便不实，足指缝湿痒。此脾气虚寒下陷，用六君加姜、桂治之而愈。稍为失宜，诸疾仍作。用前药加附子钱许，数剂不再发"；又，"儒者胡济之，场屋不利，胸膈膨闷，饮食无味，服枳术丸，不时作呕；用二陈、黄连、枳实，痰涌气促；加紫苏、枳壳，喘嗽，腹胀；加厚朴、腹皮，小便不利；加槟榔、莪术，泄泻，腹痛。悉属虚寒，用六君加姜、桂二剂，不应，更加附子一钱，二剂稍退，数剂十愈六七，乃以八味丸痊愈"。

再，香砂六君子汤，即前方加香附、藿香、砂仁。此方立斋不列见症，然以方测证。藿香化湿行气于中上，砂仁化湿行气于中下，香附疏肝理气。故此方所治，为脾胃气虚导致的气滞、痰停、湿郁，三者相合之证，是除六君子汤证所见，当还有恶心、呕逆、痞胀等症。如薛立斋治"儒者沈尼文，内停饮食，外感风寒，头痛发热，恶心腹痛，就治散止。余用人参养胃加芎、芷、曲、柏、香附、桔梗一剂而愈。次日抵家，前病仍作，腹痛，请治。以手重按，痛即止。此客寒乘虚而作也，乃以香砂六君加木香、炮姜，服之睡觉，痛减六七；去二香再服，饮食少进，又加黄芪、当归，少佐升麻而愈"。

五、理中汤

治脾胃虚弱，饮食少思，或去后无度，或呕吐腹痛，或饮食难化，胸膈不利，或疟疾中气虚损，久不能愈，或中气虚弱，痰气不利，口舌生疮。加附子名附子理中汤，治中气虚寒而患前症，又治入房腹痛，手足逆冷，或犯寒气，或食冷物。

人参　白术　干姜（炮）　甘草（炙）　各等分

【评析】理中汤与四君子汤的差别在于茯苓和干姜的不同。茯苓甘入脾、淡入胃，故可健脾利湿，通利三焦；干姜辛开结、热散寒，故可回阳救逆，温中祛饮，是干姜为张仲景破寒救逆的第一要药。四君子汤和理中汤皆以参、草、术补脾益气，是皆可治饮食少思，加茯苓则引入胃中，以降气祛湿，气降则胃和，湿去则脾健，故四君子汤治脾胃气虚，不运不化之证；加干姜则温中破寒，中温则饮化，寒破则气行，故理中汤所治，或为中气虚寒而纳少、体倦、恶寒，或为中虚寒饮而腹满、不食、恶心、泄泻等症。

立斋言其治"去后无度"者，因寒饮灌注肠间，不得温化，故直泄而出，不能少留也；呕吐者，寒饮上逆也；腹痛，寒饮停滞也；饮食难化者，胃阳不运也；胸膈不利者，浊阴上犯也；疟疾中气虚损，久不能愈者，无阳以运脾胃，三焦之邪不能出也；中气虚弱，痰气不利，口舌生疮者，寒阻于中，心火不得下行而逆于上也。如薛立斋治"一小儿七岁，呕吐不食，面白指冷，此胃气虚寒也，用理中汤，呕吐顿愈，又用六君子汤而痊。后伤食腹痛，发热呕吐流涎，先用保和丸一服而痛呕愈；再用四君、山栀而涎止"；又，治验"一小儿泻利青白，手冷面青，或时吃逆，余用人参理中汤，更加腹痛。仍以前汤加木香、干姜二剂稍缓。又以五味异功散加木香渐愈，又用五味异功散加升麻调理而痊"。

理中汤加附子为附子理中汤，附子味辛、甘而气雄厚，味辛能开结，气厚则发热，味厚则走泄而入下焦，故附子善治阳气不足、下焦寒凝所致的血瘀、气滞，故附子理中汤兼可治手足逆冷，腹中切痛，甚则兼见腰膝冷痛等症。如薛立斋治"仪部李北川，仲夏患腹痛吐泻，两手足扪之则热，按之则冷，其脉轻诊则浮大，重诊则微细，此阴寒之症也。急服附子理中汤，不应仍服，至四剂而愈"；又，"一男子，夏月入房，食冰果腹痛，余用附子理中汤而愈。有同患此者，不信，别用二陈、芩、连之类而死"。

六、当归补血汤

治气血俱虚，肌热恶寒，面目赤色，烦渴引饮，脉洪大而虚，重按似无，此脉虚血虚也。此病多有得于饥饱劳役者。

黄芪（炙，一两）　当归（二钱，酒制）　上水煎服。

【评析】《灵枢·痈疽》中言："中焦出气如露，上注溪谷，而渗孙脉，津液和调，变化而赤为血，血和则孙脉先满溢，乃注于络脉，络脉皆盈，乃注于经脉。"其中溪谷即气穴，《素问·气穴论》言："肉之大会为谷，肉之小会为溪。肉分之间，溪谷之会，以行荣卫，以会大气。"第 1 段引文大意为中焦的水谷精气，上注于肺，经肺气的宣发，布散于周身肌肉的空隙处（即溪谷），水谷精气渗入孙脉，与脉中之津液相合，而化为血；最外层小细的孙脉血满后，则注入略大略深的络脉，络脉满则注入更大更里的经脉，经脉满则"毛脉合精，行气于府，府精神明，留于四脏"。所以中医认为血气的生成在于皮肤表层，通过皮肤表层再一层层往里灌注。有了这个认识，再分析当归补血汤就明晰多了。

黄芪实卫气，卫气行于分肉之间，与溪谷（即气穴）相通，是卫气充实则能引领水谷精气直入体表；当归补营气，营气足则泌别津液，上注入脉，如此则在体表的水谷精气与孙脉中的津液相合而化血，孙脉满而注入络脉，络脉满而注入经脉。是此方为补血的基本方，从此可知，古人立方皆建立在对人体生理深刻的认识之上。其所谓肌热恶寒者，是因卫气虚而郁于肌则发热，不能达于表则恶寒；面目赤色者，为脉道不充，血虚不能荣心，心火上扬也；烦渴引饮者，是因营气虚而不能致津液以承上也；脉洪大而虚，重按似无者，乃血虚而心气不收也。如薛立斋治"一儒者，或两足发热，或脚跟作痛，用六味丸及四物加麦门、五味、玄参治之而愈。后因劳役，发热恶寒，作渴烦躁，用当归补血汤而安"。

又，后世常以此方主治血气暴亡之证，谓"有形之血不能速生，无形之气所当急固"，此固一说也。其深意当为黄芪补卫气而通气穴、充体表，当归补营气而致津液、行经脉，如此则血气生化有源，而病当自愈。

七、补中益气汤

治中气不足，肢体倦怠，口干发热，饮食无味；或饮食失节，劳倦身热，脉洪大而虚；或头痛恶寒，自汗；或气高而喘，身热而烦；或脉微细软弱，自汗，体倦少食；或中气虚弱不能摄血；或饮食劳倦而患疟疾；或疟痢因脾胃虚而不能愈；或元气虚弱，感冒风寒，不胜发表，宜用此代之；或入房而后感冒；或感冒而后入房，亦用前汤，急加附子；或泻利腹痛，急用附子理中丸汤。

炙黄芪　人参　白术　炙甘草各一钱五分　当归一钱　陈皮五分　柴胡　升麻各三分　上姜、枣水煎，空心午前服。

【评析】补中益气汤即当归补血汤加人参、白术、甘草以补脾益气，加柴胡入少阳从阴分提出阳气，加升麻入阳明使阳气充于肌肉，加陈皮入肺宣气，合黄芪使阳气充于太阳皮表，治中气不足以致阳气不能升举之证。其以太阴为本，太阳为标，层层托举，使气腾于皮表。盖太阴与太阳同主开，太阴主内，太阳主外，开则俱开，单开为病。另，肺气不足，当补脾养气以治之，《难经》云："损其肺者，益其气。"

其肢体倦怠者，乃脾虚不能灌溉四旁也；口干发热者，乃脾虚不能转输津液也；饮食无味者，乃脾虚不能运化水谷也。如薛立斋治"秀才刘贯卿，劳役失宜，饮食失节，肢体倦怠，发热作渴，头痛恶寒，误用人参败毒散，痰喘昏愦，扬手掷足，胸间发斑，如蚊所呐。余用补中益气加姜、桂、麦门、五味，补之而愈"。

或饮食失节，则胃气受伤而脾无所受，脾虚不能灌溉四旁而困倦乏力，心火不能随胃气下行而陷入胃中，故肌肤发热，脉洪大而虚。如薛立斋治"一男子，饮食劳倦，而发寒热，右手麻木，或误以为疔毒，数服皆寒凉败毒，肿胀重坠，面色萎黄，肢体倦怠，六脉浮大，按之如无，此脾胃之气虚也。询之果是销银匠，因热手入水梅银寒凝隧道，前药益伤元气故耳。遂用补中益气汤及温和之药煎汤渍手而愈"。

或头痛、恶寒且自汗者，是因脾胃不足不能生肺卫，卫气虚不能温分肉，充皮肤，司开阖也。如薛立斋治"洞庭马志卿母，疟后形体骨立，发热恶寒，自汗盗汗，胸膈痞满，日饮米饮盏许，服参、术药益胀，卧床半年矣。余以为阳气虚寒，用大剂补中益气加附子一钱，二剂诸症渐退，饮食渐进，又二剂痊愈"。

或气高而喘，身热而烦者，乃脾气虚不能生肺金，胃气虚心火不能下行而上灼不足之肺金，即东垣所谓"脾胃气虚，则下流于肾，阴火得以乘其土位，故脾证始得，则气高而喘，身热而烦，其脉洪大而头痛"。如薛立斋治"一儒者，每春夏口干发热，劳则头痛，服清凉化痰药，泻、喘、烦躁，用香薷饮，神思昏愦，脉大而虚，此因闭藏之际，不远帏幕为患，名曰注夏。用补中益气去柴胡、升麻，加五味、麦门、炮姜，一剂，脉益甚。仍用前药加肉桂五分，服之即苏，更用六味丸而痊"。

或脉微细软弱，自汗，体倦少食者，为脾胃气虚，不能运化水谷而食少，不能灌溉四旁而身弱体倦，不能运化水谷而精气不足不能生营卫，营气不足不能充于脉中而脉微细，卫气不足不能司开阖而自汗。如薛立斋治"大尹曹时用，患疟寒热，用止截之剂，反发热恶寒，饮食少思，神思甚倦，其脉或浮洪或微细，此阳气虚寒，余用补中益气，内参、芪、归、术各加三钱，甘草一钱五分，加炮姜、附子各一钱，一剂而寒热止，数剂而元气复"。

或中气虚弱不能摄血者，因脾藏营，营为生血之源，与血同行于脉中，营气行则血脉通，故脾能统血。如薛立斋治"一妇人面黄或赤，时觉腰间或脐下作痛，四肢困倦，烦热不安，其经若行，先发寒热，两肋如束，其血如崩，此脾胃亏损，元气下陷，与相火湿热所致，用补中益气加防风、芍药、炒黑黄柏，间以归脾汤调补化源，血自归经矣"。

或饮食劳倦而患疟疾者，是因中气不足而致三焦不利，邪伏三焦不出，正胜而出则发热，正衰而入则畏寒。如薛立斋治"一妇人，劳役停食，患疟，或用消导止截，饮食少思，体瘦，腹胀，余以补中益气，倍用参、芪、归、术、甘草，加茯苓、半夏各一钱五分，炮姜五钱，一剂顿安。又以前药，炮姜用一钱，不数剂，元气复而痊愈"。

或疟痢因脾胃虚而不能愈者，温补脾胃则三焦振奋而疟自愈，元气升腾则肝木舒顺痢自愈，如以上薛立斋治大尹曹时用案。

或元气虚弱，感冒风寒，不胜发表者，必鼓舞胃气，升腾津液，胃气升腾充于肌表，津液亦随之，自然汗出气和，风寒自去。如薛立斋治"一儒者，素勤苦，恶风寒，鼻塞流清涕，寒禁嚏喷。余曰：此脾肺气虚不能实腠理。彼不信，服祛风之药，肢体麻倦，痰涎自出，殊类中风。余曰：此因风剂耗散元气，阴火乘其土位。遂以补中益气加麦门、五味治之而愈"。

或入房而后感冒者，是因肾精亏损，邪气直入肾经，故用附子振奋肾经阳气，用补中提邪外出；或感冒而后入房，亦用前汤，急加附子者，是为邪本在外，因肾经亏损，故直入下焦，是亦当用补中加附子，驱内陷之邪外出。

又，补中益气汤为薛立斋最常使用的方剂之一，上面所列主治虽多，然却难尽立斋活用补中益气之意，罗列立斋数案，与各条发明，若欲觅得真意，还需寻思诸案，会心处当不在话下。

八、归脾汤

治思虑伤脾，不能摄血，致血妄行；或健忘，怔忡，惊悸，盗汗；或心脾作痛，嗜卧少食，大便不调；或肢体重痛，月经不调，赤白带下；或思虑伤脾而患疟、痢。

人参　白术　白茯苓　黄芪　龙眼肉　酸枣仁（各二钱）　远志（一钱）木香　甘草（炙，各五分）　当归（一钱）　上姜、枣，水煎服。

【评析】归脾汤为补中益气汤去掉具有举陷、散火功能的柴胡和升麻，换为具有降气、安神功能的茯苓和远志，一升一降可谓井然；把宣降和胃的陈皮替换为醒脾疏肝的木香，一则肺胃，一则肝脾，又为相对；龙眼甘温且润以滋心脾之血虚；酸枣酸平以敛之，所谓心苦急，急食酸以收之。故归脾汤主治心脾两虚，或者脾虚不能生心血等证，而立斋常以此方治疗肝脾郁结，因脾健则气升，心和则脉行，如此则气血流畅，不疏肝而气自行，不活血而脉自通。另，此方的配比当与补中益气汤参照，归脾汤因无升举的柴胡和升麻，故脾气不直接上行而生肺金；又因有健脾安神的茯苓和远志，故脾气直入心经而生心血，《素问·玉机真脏论》云："心受气于脾，传之于肺，气舍于肝，至肾而死。"又，立斋常以本方加柴胡、山栀为加味归脾汤，以治肝脾气结，郁而化火之证。是以归脾汤解郁散结，用柴胡从阴分透出郁热，加栀子使郁热从三焦下行。

其治思虑伤脾，不能摄血而致血妄行者，因思虑伤神，气结困脾，脾不运则所藏之营气不能上入脉中而血无所统，心神伤则不能入于脉中而脉不通，血无所主，脉亦不通，故流溢于外，发为吐血、便血、衄血等证。如薛立斋治"儒者杨启元，素勤苦，吐血发痉，不知人事，余以为脾胃虚损，用十全大补汤及加减八味丸而痉愈，再用归脾汤而血止"。

或健忘、怔忡、惊悸者，是因心血虚不能养神也；盗汗者，是因心气虚不能固摄津液也，以汗为心液故耳。如薛立斋治"一儒者，素勤苦，因饮食失节，大便下血，或赤或黯，半载之后，非便血则盗汗，非恶寒则发热，血汗二药用之无效，六脉浮大，心脾则涩，此思伤心脾，不能摄血归源。然血即汗，汗即血。其色赤黯，便血、盗汗，皆火之升降微甚耳；恶寒发热，气血俱虚也。乃午前用补中益气汤以补脾肺之源，举下陷之气；午后用归脾加麦门、五味以补心脾之血，收耗散之液，不两月而诸证悉愈"。

或心脾作痛者，血虚而络脉空虚也，所谓不荣则痛。如薛立斋治"妇人怀抱郁结，不时心腹作痛，年余不愈，诸药不应，余用归脾加炒山栀而愈"。

嗜卧少食者，乃因心脾气结，清气不升也；大便不调者，乃因脾虚清阳不升而致大便不实，血虚不能濡润六腑而致大便干结。如薛立斋治"一儒者，怀抱郁结，复因场屋不遂，发热作渴，胸膈不利，饮食少思，服清热、化痰、行气等剂，前症益甚，肢体倦怠，心脾二脉涩滞，此郁结伤脾之变症也，遂用加味归脾汤治之，饮食渐进，诸症渐退，但大便尚涩，两颧赤色，此肝肾虚火，内伤阴血，用八珍汤加苁蓉、麦门、五味，至三十余剂，大便自润"。

或肢体重痛者，乃因气虚不能充养四肢，血虚不能充养经络故也。如薛立斋治"一妇人，怀抱郁结，筋挛骨痛，喉间似有一核，服乌药顺气散等药，口眼歪斜，臂难伸举，痰涎愈甚，内热晡热，食少体倦，余以为郁火伤脾血燥生风所致，用加味归脾汤二十余剂，形体渐健，饮食渐加。又服加味逍遥散十余剂，痰热少退，喉核少利。更用升阳益胃汤数剂，诸症渐愈，但臂不能伸，此肝经血少，用地黄丸而愈"。

月经不调者，以"二阳之病发心脾，女子不月"，又因脾统血，心主血，故心脾虚则血气不足，月事不得以时下也。如薛立斋治"一妇人，年三十余，忽不进饮食，日饮清茶三五碗，并少用水果，三年余矣，经行每次过期而少，余以为脾气郁结，用归脾汤加吴茱，不数剂而饮食如常"。

赤白带下者，是脾虚生湿，气结火郁，湿热相合，流注下焦所致。如薛立斋治"一孀妇腹胀胁痛，内热晡热，月经不调，肢体酸麻，不时吐痰，或用清气化痰，喉间不利，带下青黄，腹胁膨胀；用行气之剂，胸膈不利，肢体时麻。此郁怒伤损肝脾，前药益甚也。朝用归脾汤以解脾郁、生脾气，夕用加味逍遥散以生肝血、清肝火，兼服百余剂，而诸症愈"。

或思虑伤脾而患疟、痢者，以痢因湿滞于肠，疟因湿滞于三焦，此皆因气结不行，脾虚生湿，湿气流注所致。如薛立斋治"一产妇患疟久不愈，百病蜂起，其脉或洪大，或微细，或弦紧，或沉伏，难以名状。用六君加炮姜二十余剂，脉症稍得，又用参术煎膏，佐以归脾汤，百余剂而瘳"。

九、小柴胡汤

治肝胆症，寒热往来，或日晡发热，或湿热身热，默默不欲食；或怒火口苦，耳聋，咳嗽发热，胁下作痛，甚者转侧不便，两祛痞满；或泄泻咳嗽，或吐酸食苦水，或因怒而患疟、痢等症。

柴胡（二钱） 黄芩（一钱五分） 人参 半夏（各七分） 甘草（炙，五分） 上姜水煎服。

【评析】小柴胡汤出自《伤寒论》，为治营卫俱弱，以致"三焦无所御"（《金匮要略·中风历节病脉证并治》），而邪客上焦，流连中焦，而使上焦不通，中焦饮停，肝胆气郁而热生，故当补助营卫，开宣上焦，解郁化饮。是以柴胡为君，透达中焦郁而不发之热，解散上焦结聚之邪；使以黄芩，清上焦之热，热清则气降，气降则水饮亦随之而降，故《本经》云其主诸热黄疸、肠澼、泻利、逐水等证；臣以半夏燥湿运脾，脾气健运则能为胃行其津液，饮自不留；使以生姜，散水化饮，通行经脉；佐以人参、大枣、甘草滋补脾胃，脾胃充则化源足，气血自生。此方之配伍：柴胡与黄芩相配，以清透郁热；半夏与生姜相配，以解散水饮；柴胡与生姜相配，则能透散表邪；半夏与黄芩相配，则成辛开苦降，畅通中焦；驱邪药与扶正药相配，则攻邪而不伤正。故此方升降相辅，寒热相成，攻补兼备。

其治肝胆证，寒热往来者，因三焦与胆同主少阳，故三焦气闭则胆火内郁，胆附于肝，胆病则肝亦从之而病；邪闭三焦，阻于募原，正胜而出则热，正衰而入则寒。如薛立斋治"司厅张检斋，阴中肿痛，时发寒热，若小腹作痛，则茎出白津，用小柴胡加山栀、胆草、茱萸、芎、归而愈"。

或日晡发热者，是因上焦不通，肝胆之气郁于中焦脾胃不能出，久而化热，热郁脾胃，阳明胃土应日晡，故而潮热。如《伤寒论》云："伤寒十三日不解，胸胁满而呕，日晡所发潮热，已而微利。此本柴胡证，下之以不得利；今反利者，知医以丸药下之，此非其治也。潮热者，实也，先宜小柴胡汤以解外，后以柴胡加芒硝汤主之。"

或湿热身热者，乃因三焦为水道，三焦不利则水化为湿，湿阻热郁故而发热；默默不欲食者，为上焦受邪，闭郁不通，气不下行，而上焦不能主入也。如《伤寒论》云："阳明病，胁下鞕满，不大便而呕，舌上白胎者，可与小柴胡汤。上焦得通，津液得下，胃气因和，身濈然汗出而解。"

或怒火口苦，耳聋，咳嗽发热，胁下作痛，甚者转侧不便，两胠痞满者，此为肝胆气郁，久而化热，夹风上扰，其中口苦为火郁之征，耳聋、胁下作痛与两胠痞满三症为肝胆经本病，咳嗽发热为风火上灼肺金，如《伤寒论》云："少阳中风，两耳无所闻，目赤，胸中满而烦者，不可吐下，吐下则悸而惊。"薛立斋治"少司马黎仰之，南银台时，因怒耳鸣，吐痰，作呕，不食，寒热，胁痛，用小柴胡合四物加山栀、茯神、陈皮而瘥"。

或泄泻咳嗽者，乃因三焦为水道，水道不利，津液不化，水饮上递则犯肺而咳嗽，水饮下注则入大肠而泄泻。其咳者依《伤寒论》加减法，当加干姜、五味；其泄者当分利小便，加茯苓、泽泻，甚者合入五苓散。如孙文垣治周鉴泉始病伤寒，症见发热，谵语，口渴，咳嗽，胸膈痛，泄泻，呕逆，遍身发斑，六脉洪滑。此少阳阳明并病也，以升麻葛根汤加滑石、五味进之。服后，汗大出，热退神清。复予柴苓汤加五味、滑石，泻亦止。次日诊之，左脉和，右脉亦稍收敛，改用白芍为主，陈皮、柴胡、酒芩、五味子、牡蛎、滑石、茯苓、泽泻、白术，服四帖而安。

或吐酸食苦水者，是因脾胃虚不能运化水谷，肝胆不能借谷气而上行，郁曲于胃中，曲则作酸，郁则化火而发苦。

或因怒而患疟者，因怒则气逆，肝气逆则克脾，胆气逆则犯胃。脾不运则清气不举而腹中坠胀，肝气逆则攻冲作痛而里急，故有似痢疾。如薛立斋治"太守朱阳山，因怒腹痛作泻，或两胁作胀，或胸乳作痛，或寒热往来，或小便不利，饮食不入，呕吐痰涎，神思不清，此肝木乘脾土。用小柴胡加山栀、炮姜、茯苓、陈皮、制黄连，一剂而愈"。

或者怒则气逆，胆气逆则犯胃，胃气不得下行，三焦之气不能正常疏布，邪气因而客于三焦募原，正争而出则热，正退而入则寒。如虞恒德治二男子，年皆逾四五十，各得痎疟三年矣，俱发于寅申己亥日。一人昼发于己而退于申，一人夜发于亥而退于寅。昼发者，乃阳中之阳病，宜补气解表，予小柴胡汤倍柴胡、人参，加白术、川芎、葛根、陈皮、青皮、苍术。夜发者为阴中之阳病，宜补血疏肝，用小柴胡合四物、加青皮。各予十帖，教其加姜枣煎，于未发前二时服，每日一帖，服至八帖，同日得大汗而愈。

又，小柴胡汤加生地，为加味小柴胡汤，治疗下焦血虚，热邪趁机内陷血室之证。如薛立斋治"一妇人产后便血，口干饮汤，胸胁膨满，小腹闷坠，内热晡热，饮食不甘，体倦面黄，日晡则赤，洒淅恶寒，此脾肺气虚，先用六君加炮姜、木香，诸症渐愈；用补中益气将愈；用归脾汤痊愈。后饮食失节，劳役兼怒气，发热血崩，夜间热甚，谵语不绝，此热入血室，用加味小柴胡，二剂而热退；用补中益气而血止；用逍遥散、归脾汤，调理而康"。

另，薛立斋善用小柴胡汤治疗乳痈，以乳房属胃，乳头属肝，乳痈者为肝热郁于土中，久而不发，积而成毒。如薛立斋治"一妇人内热胁胀，两乳不时作痛，口内不时辛辣，若卧而起急，则脐下牵痛，此带脉为患也，用小柴胡加青皮、黄连、山栀二剂而瘥"；又，"妇人因怒，两乳肿，兼头痛寒热，用人参败毒散，二剂表症已退，用小柴胡加芎、归、枳壳、桔梗，四剂而消"。

十、加味逍遥散与逍遥散

加味逍遥散治肝脾血虚发热，或潮热，晡热，或自汗盗汗，或头痛，目涩，或怔忡不宁，或颊赤口干，或月经不调，肚腹作痛，或小腹重坠，水道涩痛，或肿痛出脓，内热作渴等症。

当归　芍药　茯苓　白术（炒）　柴胡（各一钱）　牡丹皮　山栀（炒）　甘

草（炙，各五分）　上水煎服。

逍遥散，即前方去山栀、牡丹皮。

【评析】逍遥散出自《和剂局方》，自古以来即被誉为妇科圣药。因其能从阴引阳，使气不郁于血分，而气血调和。故用柴胡为君，从阴引阳；臣以茯苓、白术健脾升清，以滋阳气上行；佐以当归、芍药以补血、行血，从阴分托出阳气；使以生姜、薄荷，辛以散之，使阳气达于体表，如此补血、助脾、升阳，阳不郁于阴，而气行血随，阴阳调和。故《和剂局方》云其能治"治血虚劳倦，五心烦热，肢体疼痛，头目昏重，心忪颊赤，口燥咽干，发热盗汗，减食嗜卧，及血热相搏，月水不调，脐腹胀痛，寒热如疟。又疗室女血弱阴虚，荣卫不和，痰嗽潮热，肌体羸瘦，渐成骨蒸"等症。其治血虚劳倦者，因脾虚血虚，阳气陷于血分，不能上行充养肌体也；五心烦热者，因脾主四肢，脾虚不能升阳于上，阳气郁于脾中不得出也；肢体疼痛者，因阳气不出，不能充于四肢，阴血亦不能从之而行，以致肌肤不荣也；头目昏重者，因清阳不升，浊阴填塞上焦也，以上数证当可用逍遥散以疏通气机。

而潮热骨蒸，心忪颊赤，口燥咽干，发热盗汗，减食嗜卧等症，则当用加味逍遥散，即逍遥散去掉发散走表之生姜、薄荷，而加入清热凉血的栀子、牡丹皮则为加味逍遥散，以治阳气久郁阴分，积而化火之证，故立斋言其能治"肝脾血虚发热，或潮热晡热，或自汗盗汗，或头痛目涩，或怔忡不宁，或颊赤口干，或月经不调，肚腹作痛，或小腹重坠，水道涩痛，或肿痛出脓，内热作渴"等症。

其治肝脾血虚发热者，以肝藏血，脾裹血，肝脾不足，则阳气不能升发，郁于血分，久而热炽，热迫营血，故而发热，《伤寒论·辨脉法》云："阳气下陷入阴中，则发热也。"如薛立斋治"一产妇，两手麻木，服愈风丹、天麻丸，遍身皆麻，神思倦怠，晡热作渴，自汗盗汗，此气血俱虚，用十全大补加炮姜数剂，诸症悉退，却去炮姜又数剂而愈。但有内热，用加味逍遥散数剂而痊"。

或潮热晡热者，乃因血虚不足，脾虚不升，清阳郁于土中，故至日晡阳气内入，与阴血相争，而晡热潮热。如薛立斋治"一妇人，患咳嗽，胁痛，发热，日晡益甚，用加味逍遥散、熟地，治之而愈。年余，因怒气劳役而前症仍作，又太阳痛或寒热往来，或咳嗽遗尿，皆属肝火血虚，阴挺痿痹，用前散及地黄丸，月余而瘥"。

或自汗盗汗者，乃因脾虚不能升举阳气，阳气郁陷于阴分，久而化热，内迫营阴也。如薛立斋治"一妇人，素清苦，勤于女工。因感风邪，自用表散之剂，反朝寒暮热，自汗盗汗，形气甚虚。其脉或浮洪，或微细。其面或青白，或萎黄。此邪去而气血愈虚也，用十全大补汤三十余剂，渐愈。又用加味逍遥散兼治，半载而瘥"。

或头痛目涩者，乃因血虚不足，火热上逆而客于络脉，络脉不通则头胀而疼，热邪上攻则目涩羞明。如薛立斋治"一妇人因怒，月经去多，发热作渴，左目紧小，头项动掉，四肢抽搐，遍身疼痛，此怒动肝火，肝血虚而内生风，用加味逍遥加钩藤数剂，诸症渐愈，又用八珍汤，调理而瘥"。

或怔忡不宁者，乃因肝脾血虚，热邪上扰，血不能荣于心则怔忡，热扰心神则不宁；颊赤口干者，乃因肝脾血虚，不能上荣于心，心阳无血以濡，化火上浮也。

或月经不调，肚腹作痛者，乃因肝郁气滞，久而化热，热迫营血，血气流溢则月水不调，肝郁克脾则肚腹胀痛。如薛立斋治"一妇人年五十，内热晡热，经水两三月一来，此血虚而有热。用逍遥散加山茱治之而愈。若兼有痰作渴，或小便不调，或头晕白带，宜用肾气丸"。

或小腹重坠，水道涩痛者，乃因脾虚气陷而致小腹重坠，热邪内郁阴分而致小便涩痛。如薛立斋治"一产妇阴门不闭，小便淋沥，腹内一物，攻走胁下，或胀或缩，用加味逍遥散加车前子而愈"。

或肿痛出脓，内热作渴者，乃因脾虚生湿，与内郁之热相合，浸淫宗筋，流溢皮肤，故而内热作渴，阴部肿痛出脓。如薛立斋治"一妇人腐溃，脓水淋漓，肿痛寒热，小便赤涩，内热作渴，肢体倦怠，胸胁不利，饮食少思，三月余矣，用补中益气，内柴胡、升麻各用一钱，加茯苓一钱，炒山栀二钱，数剂少愈，又与归脾加山栀、川芎、茯苓，三十余剂，诸症悉退。惟内热尚在，再与逍遥散倍用山栀而愈"。

另，小柴胡汤和逍遥散所针对的皆为木土不谐，皆可治疗肝胆证，因胆附于肝，故利胆即泻肝，疏肝即助胆。其区别在于：小柴胡汤所治在于胃气不足不能下行，木郁胃土之中，故有不食、呕逆、胸胁苦闷，种种胆火犯胃之症，甚则胃气虚而营卫不充，邪气闭郁上焦，而寒热往来；而逍遥散所治则在于木郁脾土，血虚不足，脾虚不运，阳气内郁阴分不得出，故所治为身体困倦、肢体疼痛、精神压抑、头昏脑重等症。其次用药上，小柴胡汤的病机为胃气不足，胆热内郁，故用柴胡、黄芩透热，半夏、人参、甘草和胃降逆，使以姜、枣鼓舞脾胃；而逍遥散则为肝脾不足，气郁血分，故用当归、芍药以养血柔肝，茯苓、白术、甘草以补气健脾，柴胡引出郁陷之阳气，使以薄荷、生姜使阳气达于巅顶和体表。所以，从病位上，小柴胡偏于调和胆胃，逍遥散偏于调和肝脾；从主治上，小柴胡汤偏于气郁不降，逍遥散偏于血郁不升。

又，归脾汤和逍遥散皆可治疗脾虚血虚，又都可治疗情志不爽之证，其区别在于归脾汤主要治肝脾气结，结而不行，故症以胸膈不利、饮食少思、怔忡惊悸为主，其用药则在于健脾补气、安神养心，因脾健阳升而气自运，神安脉行而结自行；而逍遥散则主治肝脾气郁，郁而不升，故见症为四肢乏力、头昏头重、压抑、紧张、烦闷等，其用药则在于健脾养血、引阳上达。故两方区别在于，一为结而不散，一为郁而不达，一散一升，细观立斋诸案，当可明晰。

十一、四物汤

治肝脾肾血虚发热，或日晡热甚，头目不清，或烦躁不寐，胸膈作胀，或胁作痛，宜用此汤。若脾气虚而不能生血，宜用四君子汤。若脾气郁而虚，宜用归脾汤。若肾水涸而不能生肝血，宜用六味丸。

当归　熟地黄（各三钱）　芍药（二钱）　川芎（一钱五分）　上水煎服。

【评析】男子为阳，以气为用，气生于精，故男子以肾为先天；女子为阴，以血为用，血藏于肝，故女子以肝为先天。肝体柔而性刚，性主升发，谋虑所出，故思虑过度，谋求不得则肝气郁而不达，结而不行，不达则以逍遥散条达升提，气结则用归脾汤补气通脉以散之，前文已辨，此两者皆为性用不足。然若肝体不足，营血亏虚，滞而不行，内则脏腑不满，外则筋脉不荣，则当以四物汤为主。是四物汤被誉为妇科养血第一方，与逍遥散同为妇科圣药，加减变化几乎可以涵盖妇科各证。其配伍经义，柯韵伯论之最精，云："是方乃肝经调血之专剂，非心经生血之主方也。当归甘温和血，川芎辛温活血，芍药酸寒敛血，地黄甘平补血。四物具生长收藏之用，故能使营气安行经隧也。若血虚加参、芪，血结加桃仁、红花，血闭加大黄、芒硝，血寒加桂、附，血热加芩、连，欲行血去芍，欲止血去芎，随所利而行之，则又不必拘泥于四矣。若妇人数脱其血，故用以调经种子。如遇血崩、血晕等症，四物不能骤补，而反助其滑脱，则又当补气生血，助阳生阴长之理。盖此方能补有形之血于平时，不能生无形之血于仓卒；能调阴中之血，而不能培真阴之本。为血分立法，不专为女科套剂也。"柯韵伯言四物汤为肝经调血之专剂，四药分别对应生长收藏，因而"营气安行经隧"，最能启人思维，亦最得古人之心。因血为阴物，不能自行，必赖与其同行脉中的营气推动，才能内外上下，周流不息，故言四物汤为补营之剂，当属精确。而营气藏于脾，主泌别津液，上注脉中以生血，是四物汤为补脾营以生血，而非直接生血。正因四物汤对治脾营不足，故立斋言"若脾气虚而不能生血，宜用四君子汤。若脾气郁而虚，宜用归脾汤。若肾水涸而不能生肝血，宜用六味丸"，正可与其鉴别。

又，以生长收藏立论，如肝经血瘀以致腹痛、头痛、胸胁痛闷等症，则专用当归、川芎活血行气，而为佛手散；而张景岳以一阴煎治疗阴虚阳浮之证，只用芍、地，配合润肺凉血降气之品，而不用归芎，恐其助阳升散；又如张景岳之贞元饮，治疗阴虚阳逆，气急欲脱之证，重用熟地峻补真阴以载气，少用当归助血上行以接气，合以甘草以平气，三者皆甘，正和《内经》"肝苦急，急食甘以缓之"之意。如此种种可以类推，不再赘述。

立斋言其治肝脾肾血虚发热者，乃因三阴不足，阳气郁陷，阳陷于阴则发热；或日晡热甚，头目不清者，因日晡阳入于阴，阴血不足，为热所迫故而发热，阳无阴和，停积于上，故而头目不清；或烦躁不寐，胸膈作胀者，此为肝经血虚有热，热扰心神故烦躁不寐，血虚不行故胸膈作胀，是当用四物汤，易熟地为生地，易白芍为赤芍，以凉血行经，滋血理肝；或胁作痛者，为肝经血虚有瘀，是当用归、芎活血行经为主，辅以白芍、熟地滋液养血。

主治虽多，然立斋单用四物汤的医案不多见，想因当时治疗血病的通套之方，一概以四物汤加减，并不顾及胃气之有无，而反被其所伤，故不欲过多宣扬。在薛立斋的医案当中，四物汤经常与小柴胡汤相配，以治血虚有热，瘀滞不行的发热，或者寒热如疟，或崩漏，或乳中痛肿，或胸膈胀疼等症。如薛立斋治"一妇人项结核，寒热头痛，胁乳胀痛，内热口苦，小便频数，症属肝火血虚，用四物加柴胡、山栀、胆草而愈，又用加味逍遥散而安"。

或四物汤加白术、茯苓、柴胡、丹皮为加味四物汤，以治血虚不足，脾虚不运，阳气郁陷之证。如薛立斋治"一妇人性急，每怒非太阳、耳、项、喉、齿、胸、乳作痛，则胸满吞酸，吐泻少食，经行不止。此皆肝火之症，肝自病则外症见，土受克则内症作。若自病见，用四物加白术、茯苓、柴胡、炒栀、炒龙胆；若内症作，用四君加柴胡、芍药、神曲、吴茱、炒过黄连，诸症渐愈。惟月经不止，是血分有热，脾气尚虚，以逍遥散倍用白术、茯苓、陈皮，又以补中益气加酒炒芍药，兼服而调"。

或四物汤合六味丸，以治阴虚阳郁之证。如薛立斋治"阁老梁浓斋，气短有痰，小便赤涩，足跟作痛，尺脉浮大，按之则涩，此肾虚而痰饮也，用四物送六味丸，不月而康"。

十二、八珍汤

治气血虚弱，恶寒发热，烦躁作渴，或不时寒热，眩晕昏愦，或大便不实，小便赤淋，或饮食少思，小腹胀痛等症。即四物、四君合方。

【评析】 四君补脾养气，四物补营生血，营藏于脾中，故八珍汤为补脾气、养脾营之方。近代张山雷言"四君、四物合为八珍，按之药理功能，可谓四君气药，能动脾胃之阳；四物血药，能养脾胃之阴。一属于气，一属于血，只可专主脾胃讲，决不能泛泛然谓四君补气，四物补血"，可谓深得我心。

立斋言其治疗"气血虚弱，恶寒发热，烦躁作渴"者，因其气虚则不足于外而恶寒，血虚则不足于内而发热，气虚津液不能上行则口渴，血虚不能润心则烦躁。如薛立斋治"一产妇恶寒发热，余欲用八珍加炮姜治之，其家知医，以为风寒，用小柴胡汤。余曰：寒热不时，乃气血虚。不信，仍服一剂，汗出不止，谵语不绝，烦热作渴，肢体抽搐，余用十全大补，二剂益甚，脉洪大，重按如无，仍以前汤加附子，四剂稍缓，数剂而安"。

言"不时寒热，眩晕昏愦"者，为脾营脾气不足，则水谷不化，气血不生，以致阳不足于外，阴不足于内，故而不时寒热；清阳不升，则上气不足而眩晕，浊阴不降，填塞上焦则昏聩。如薛立斋治"大尹祝支山，因怒头晕，拗内筋挛，时或寒热，日晡热甚，此肝火筋挛，气虚头晕，用八珍加柴胡、山栀、牡丹皮，二十余剂而愈"。

言"大便不实，小便赤淋"者，为脾虚津液不能上行，渗于大肠则大便不实；营虚不能流通六腑，阳郁不行，久而化热而小便赤涩。如薛立斋治"大尹徐克明，因饮食失宜，日晡发热，口干体倦，小便赤涩，两腿酸痛，余用补中益气汤治之。彼知医自用四物、黄柏、知母之剂，反头眩目赤，耳鸣唇燥，寒热痰涌，大便热痛，小便赤涩；又用四物、芩、连、枳实之类，胸膈痞满，饮食少思，汗出如水；再用二陈、芩、连、黄柏、知母、麦门、五味，言语谵妄，两手举拂，屡治反甚。复求余，用参、芪各五钱，归、术各三钱，远志、茯神、酸枣仁、炙草各一钱，服之熟睡良久，四剂稍安；又用八珍汤调补而愈"。

言"饮食少思，小腹胀痛等症"者，因脾不足则不能运化而饮食少思，营血不足则肝体失润而攻冲作痛。如薛立斋"一妇人产后，腹痛后重，去痢无度，形体倦怠，饮食不甘，怀抱久郁，患茧唇，寐而盗汗如雨，竟夜不敢寐，神思消烁。余曰：气血虚而有热。用当归六黄汤，内黄芩、连、柏炒黑，一剂汗顿止，再剂全止，乃用归脾汤、八珍散兼服，元气渐服而愈"。

十三、十全大补汤

即八珍加黄芪、肉桂，治症同前。又治遗精，白浊，自汗，盗汗；或内热、晡热、潮热、发热；或口干作渴，喉痛舌裂；或胸乳膨胀，胁肋作痛；或脐腹阴冷，便溺余滴；或头颈时痛，眩晕目花；或心神不宁，寤而不寐；或形容不充，肢体作痛；或鼻吸气冷，急趋气促。此皆是无根虚火，但服此药，诸症悉退。

【评析】十全大补汤即八珍汤加黄芪、肉桂，黄芪甘温，升阳举陷且能实卫气，肉桂辛热，温下通经且能引虚火归原，故十全大补汤能治内外气血皆不足，以致气陷不举，或者火不归原诸症。十全大补汤治疗内外气血不足，人所共知，而治疗虚火上浮或者阳气郁陷则少有人理会。因下焦虚寒，脾气不足，以致阳气郁陷，不能升举而达于体表，故可用肉桂温下暖脾，助脾转运；助以黄芪温升，引气血直走体表，如此阳郁自解。又，肾者胃之关，故精血不足，下焦虚寒，则精不能化气，不能温养脾胃，故胃关不开，饮食少思、不纳不化，在上之阳气不能随胃气下行，而虚浮于上，故用肉桂补命火、化阴精以生脾土，脾运则胃纳，浮阳自归，虚火自降。

十全大补汤除能治八珍汤所见诸症外，又治"遗精，白浊，自汗，盗汗"。

因下焦阳气虚，则肾不主闭藏而阴精不固，故遗精、白浊；上焦阳气虚，则卫弱不能固表而自汗、盗汗。如薛立斋治"一男子，鳏居数年，素勤苦，劳则吐血，发热烦躁，服犀角地黄汤，气高而喘，前病益盛，更遗精白浊，形体倦怠，饮食少思，脉洪大举按有力，服十全大补加麦门、五味、山茱、山药而愈"。

又治"内热、晡热、潮热、发热"，阳气郁于内则内热，郁于肌则身热，郁于土中则晡热、潮热，无非气血不足，阳气郁陷之证。如薛立斋治"一产妇，两手麻木，服愈风丹、天麻丸，遍身皆麻，神思倦怠，晡热作渴，自汗盗汗，此气血俱虚，用十全大补加炮姜数剂，诸症悉退，却去炮姜又数剂而愈。但有内热，用加味逍遥散数剂而瘥"；又，"一儒者，修左足伤其大指甲少许，不见血，不作痛，形体如故。后因饮食劳倦，足重坠微肿痛，或昼睡或夜寐，其足如故，误服败毒之剂，寒热肿痛。盖脾起于大指，此是脾气虚弱下陷，用十全大补汤而愈"。

治"口干作渴，喉痛舌裂"者，因心开窍于舌，其支脉从心系上夹于咽部，故脾胃虚弱，心火不能随胃气下行而浮于上，则口干作渴、喉痛舌裂。如薛立斋治"通安桥顾大有父，年七十有九，仲冬将出，小妾入房，致头痛发热，眩晕喘急，痰涎壅盛，小便频数，口干引饮，遍舌生刺，缩敛如荔枝然，下唇黑裂，面目俱赤，烦躁不寐，或时喉间如烟火上冲，急饮凉茶少解，已濒于死。脉洪大而无伦，且有力，扪其身烙手，此肾经虚火游行于外，投以十全大补加山茱、泽泻、丹皮、山药、麦门、五味、附子。一钟熟寐良久，脉症各减三四，再与八味丸，服之诸症悉退，后畏冷物而瘥"。

治"胸乳膨胀，胁肋作痛"者，因心居胸中，其脉出于腋下，故心气上浮，不得下行归肾，则易胸胁胀痛，《素问·金匮真言论》云："南风生于夏，病在心，俞在胸胁。"如薛立斋治"下堡顾仁成，年六十有一，痢后入房，精滑自遗，二日方止。又房劳感寒怒气遂发寒热，右胁痛连心胸，腹痞，自汗盗汗如雨，四肢厥冷，睡中惊悸，或觉上升如浮，或觉下陷如堕，遂致废寝，或用补药二剂益甚，脉浮大洪数，按之微细，此属无火虚热，急与十全大补加山药、山茱、丹皮、附子，一剂诸症顿愈而瘥"。

治"形容不充，肢体作痛"者，因内外气血皆不足，血虚不荣故肢体作痛，气虚不充故形萎神靡。如薛立斋治"一男子，每劳肢体时痛，或用清痰理气之剂，不劳常痛，加以导湿，臂痛漫肿，形体倦怠，内热盗汗，脉浮大按之微细，此阳气虚寒，用补中益气加附子一钱、人参五钱，肿痛悉愈，又以十全大补百余剂而康。彼计服过人参一十三斤，姜、附各斤余”。

治“脐腹阴冷，便溺余滴”，因阳气不得下行，下焦无阳以温也；治“鼻吸气冷，急趋气促”者，因中气虚寒，不能生肺金也；治“头颈时痛，眩晕目花；或心神不宁，寤而不寐”者，因清阳在下，阳气不能升举则眩晕头痛，下焦虚寒且血虚不足，心火不能下交于肾，水火不济则心烦不眠，如薛立斋治“安桥顾大有父”案。

十四、人参养荣汤

治脾肺俱虚，发热恶寒，四肢倦怠，肌肉消瘦，面黄短气，食少作泻。若气血虚而变见诸症，莫能名状，勿论其病，勿论其脉，但用此汤，其病悉退。

白芍药（一钱五分）　人参　陈皮　黄芪（蜜炙）　桂心　当归　白术　甘草（炙，各一钱）　熟地黄　五味子（炒杵）　茯苓（各七分半）　远志（五分）上姜、枣，水煎服。

【评析】人参养荣汤即十全大补汤去川芎，加陈皮、五味子、远志，顾名思义，人参养荣汤为补气生血养营之方。荣气亦名营气，荣者荣养，营者周流，此两者为营气的基本功能。营卫皆为水谷精微所化，相偕而行，卫行于外以拒外邪，营行于内以滋脏腑，故卫阳强旺则腠理肥而肌肉实，营阴充足则脏腑坚而筋骨强，两者相辅相成，病则相因而病。而营藏于脾，居于六腑（《素问·六节藏象论》云："脾胃、大肠、小肠、三焦、膀胱者，仓廪之本，营之居也，名曰器。"），行于脉道，主泌别津液，上注脉中而生血，和调五脏，流通六腑。然血生于气，已辨之于当归补血汤中，简约而言，《内经》时代认为血从体表生出，血生之后，先注入最浅层的孙脉，其满后则注入稍深的络脉，络脉满则流入经脉，如此由表及里，层层深入，因此若无气的推动和统帅，则水谷精微不能达于体表，自然就无法化血。

基于以上论述，再来分析人参养荣汤就会觉得明晰，因为养荣汤以养营生血为主，而营生于血，血生于气，故以芍药为君，补营敛津。熟地、当归补精生血，人参、黄芪补气固表，四者共为臣药。营藏于脾，故用茯苓、白术健脾，脾健则能为胃行津液，经营气之泌别而上注脉中；血生于心，故用远志安心神，五味敛心气，肉桂补心阳，心阳旺则诸脉流通，水谷精微得以上朝肺中，经肺的宣发，水谷精微被输送于皮表而化血，《素问·经脉别论》云"食气入胃……浊气归心，淫精于脉。脉气流经，经气归于肺，肺朝百脉"，《灵枢·营卫生会》云"中焦亦并胃中，出上焦之后，此所受气者，泌糟粕，蒸津液，化其精微，上注于肺脉，乃化而为血，以奉生身，莫贵于此，故独得行于经隧，命曰营气"，此五者共为佐药。甘草甘温，将诸药引入脾胃，调和气血；陈皮微宣微降以行气，则使诸补药无凝涩之弊；姜、枣鼓舞脾胃，此四者共为使药。

又，养荣汤为十全大补汤的加减方，两方皆治疗心脾肺不足，气血两虚之证，其区别在于：十全大补汤为脾中营气和阳气俱不足，且以阳气虚不能运化和输转上焦为主；而养荣汤则以益气养营为主，因脾藏营，心主营，且心受气于脾，故当补脾养心，因心血不足，而阳气易亢，故本方不用川芎之耗散，而加五味之酸收，《内经》云"心苦缓，急食酸以收之"，更加远志以交心肾，加陈皮取其微辛微苦之性味以行滞气。两者相较，则可知十全大补汤主治在于脾中营阴和阳气俱不足，而养荣汤则偏于治心气心营俱不足。

再，养荣汤和归脾汤都为治疗心脾不足之方，其区别在于归脾汤主治心脾气虚故少用血药，而养荣汤主治心脾血虚，故用有地、芍。

薛立斋言其"治脾肺俱虚，发热恶寒，四肢倦怠，肌肉消瘦，面黄短气，食少作泻"者，以肺不足则益之以气，故脾虚不能升清则肺之化源绝而肺虚，是此方能治脾肺俱虚；血不足于内则发热，气不足于外则恶寒；脾主四肢，胃主肌肉，故脾气虚则四肢倦怠，胃气虚则肌肉消瘦；脾胃为土，其色黄，主升清降浊，为气血生化之源，故脾虚则便溏，胃虚则少纳，中焦气虚则少气懒言、面黄无泽。以上所列诸症，皆为脾胃虚而化源绝之症。

十五、六味地黄丸

治肾经不足，发热作渴，小便淋秘，气壅痰嗽，头目眩晕，眼花耳聋，咽燥舌痛，齿牙不固，腰腿痿软，自汗盗汗，便血诸血，失音，水泛为痰，血虚发热等症。其功不能尽述。

熟地黄（八两，杵膏）　山茱萸肉　干山药（各四两）　牡丹皮　白茯苓泽泻（各三两）　上各另为末，和地黄加炼蜜，丸桐子大，每服七八十丸，空心食前滚汤下。

【评析】肾主水主骨，藏精生髓，上通于脑，因脑为髓之府。六味地黄汤为补肾生精之剂，出自钱乙的《小儿药证直诀》，本为治疗"肾怯失音，囟开不合"等小儿肾气虚弱，发育迟缓等证，以肾主骨主生长。而薛立斋将此方广泛地运用到临床各科，使其成为滋补肾阴的经典方，亦为通补三阴之剂。以熟地味厚入肾，静顺不动，故以为君。山药甘平略涩，固脾以涩精，因水必以土为堤防；山茱萸酸温入肝，补肝体敛津液，肝阳不亢则肾气不泻，所谓子能令母实，此两者皆为臣药。丹皮凉血行血，茯苓健脾渗湿，泽泻泻湿祛热，此三者皆为佐。尤在泾参照补中益气汤发明六味地黄汤，云："阳虚者，气多陷而不举，故补中益气多用参、芪、术、草，甘温益气，而以升、柴辛平助以上升；阴虚者，气每上而不下，故六味地黄丸多用熟地、萸肉、山药，味浓体重者，补阴益精，而以茯苓、泽泻之甘淡助之下降。气陷者多滞，陈皮之辛所以和滞气；气浮者多热，牡丹之寒所以清浮热。然六味之有苓、泽，犹补中之有升、柴也；补中之有陈皮，犹六味之有丹皮也。其参、芪、归、术、甘草，犹地黄、茱萸、山药也。"其中茯苓、泽泻，除有祛湿、降气之功，尚可通阳，引阳下行，叶天士云："通阳不在温，而在利小便。"

薛立斋言其治"肾经不足，发热作渴"者，盖肾为藏精之地，至阴之所，故肾经不足，则阳气乘之，张仲景《伤寒论·辨脉法》云："假令尺脉弱，名曰阴不足，阳气下陷入阴中，则发热也。"如薛立斋治"吴江晚生沈察顿首云云：仆年二十有六，所禀虚弱，兼之劳心，癸巳春发热吐痰，甲午冬为甚，其热时起于小腹，吐痰而无定时，治者谓脾经湿痰郁火，用苓、连、枳实、二陈，或专主心火，用三黄丸之类，至乙未冬其热多起足心，亦无定时，吐痰不绝，或遍身如芒刺然。治者又以为阴火生痰，用四物、二陈、黄柏、知母之类，俱无验，丙申夏痰热愈甚，盗汗自汗……余曰：此症乃肾经亏损，火不归经，当壮水之主，以镇阳光。乃就诊于余，果尺脉洪大，余却虚浮，遂用补中益气及六味地黄而愈。后不守禁，其脉复作，余谓火令可忧，当慎调摄，会试且缓，但彼忽略，至戊戌夏，果殁于京。"

"小便淋秘"者，盖膀胱为肾之府，因肾阴而阳得化，因肾阳则气化出，故肾阴不足，则阳无以化，郁于膀胱，积而化热，故而小便淋秘。如薛立斋治"一儒者，口干发热，小便频浊，大便秘结，盗汗梦遗，遂致废寝，用当归六黄汤二剂，盗汗顿止，用六味地黄丸，二便调和，用十全大补汤及前丸兼服，月余悉愈"。

治"气壅痰嗽"者，因肾主水液，并主纳气，故肾阴不足，则阳气上亢而不秘，水液随阳气而逆于上，阻于上焦，而为喘为嗽。如薛立斋治"大参李北泉，时吐痰涎，内热作渴，肢体倦怠，劳而足热，用清气化痰益甚。余曰：此肾水泛而为痰，法当补肾。不信，另进滚痰丸。一服吐泻不止，饮食不入，头晕眼闭。始信，余用六君子汤，数剂胃气渐复，却用六味丸，月余诸症悉愈"。

治"头目眩晕"者，因肾主藏精，精能生髓，脑为髓之海，故肾虚则精少，不能生髓，以致髓海空虚，而有头目眩晕之症，《灵枢·口问》云："上气不足，脑为之不满，耳为之苦鸣，头为之苦倾，目为之眩。"如薛立斋治其母"年七十有五，遍身作痛，筋骨尤甚，不能伸屈，口干目赤，头晕痰壅，胸膈不利，小便赤短，夜间殊甚，遍身作痒如虫行。用六味地黄丸料加山栀、柴胡治之，诸症悉愈"。

治"眼花耳聋"者，因五脏六腑之精，皆上注于目，而藏于肾，肾开窍于耳，故肾气虚弱则精气不能上朝而眼花，精气不能充养而耳聋。如薛立斋治"少宰李蒲汀，耳如蝉鸣，服四物汤，耳鸣益甚，此元气亏损之症，五更服六味地黄丸，食前服补中益气汤顿愈"。

治"咽燥舌痛"者，因肾经循喉咙，夹舌本，故肾阴不足而阳气上逆，则易咽燥舌痛。如薛立斋治"考功杨村庵，口舌干燥，小便频数，此膀胱阳燥阴虚，先用滋肾丸以补阴，而小便愈，再用补中益气、六味地黄以补肺肾而安"。

治"齿牙不固"者，因肾主骨，而牙为骨之余，故肾气不足则牙齿不固。如薛立斋治"朱工部，劳则遗精，齿牙即痛，用补中益气加半夏、茯苓、芍药，并六味地黄丸渐愈，更以十全大补加麦门、五味而痊"。

治"腰腿痿软"者，因肾藏精主骨生髓，故肾阴虚则骨髓空虚而腰腿痿弱，《素问·痿论》云："阳气内伐，内伐则热舍于肾，肾者水脏也，今水不胜火，则骨枯而髓虚，故足不任身，发为骨痿。"如薛立斋治"一男子，足痿软，日晡热。余曰：此足三阴虚，当用六味、滋肾二丸补之"。

治"自汗盗汗"者，因阳加于阴则为汗，故阴虚阳盛，阳加于阴则迫津外出而自汗；而阴虚阳浮，夜则阳入于阴，迫津外出，发为盗汗。如薛立斋治"一妇人久患疟，形体怯弱，内热晡热，自汗盗汗，饮食少思，月事不行，服通经丸，虚症悉具，此因虚而致疟疾，因疟而致经闭，用补中益气及六味地黄丸，各百余剂，疟愈经自行"。

治"便血、诸血"者，因肾藏精，肝藏血，血可化精，精能生血，此所谓乙癸同源，故肝经血虚不藏，当滋肾以生肝。如薛立斋治"一男子，患症同前（日晡两目紧涩不能瞻视），服黄柏、知母之类，目疾益甚，更加便血，此脾气虚不能统血，肝气虚不能藏血，用补中益气、六味地黄以补肝脾生肾水，诸症渐愈"。

治"失音"者，因肾经循喉咙，夹舌本，故肾阴不足，虚火上浮，咽喉无津液以润，火独留其间，故而声嘶难出。如薛立斋治"中书鲍希伏，素阴虚，患咳嗽，服清气化痰丸及二陈、芩、连之类，痰益甚；用四物、黄柏、知母、玄参之类，腹胀咽哑，右关脉浮弦，左尺脉洪大。余曰：脾土既不能生肺金，阴火又从而克之，当滋化源。朝用补中益气加山茱、麦门、五味，夕用六味地黄加五味子，三月余，喜其慎疾得愈"。

治"水泛为痰"者，因肾主水液，肾阴不足，则阳气夹津液上逆而为痰为饮。如薛立斋治"一妇人头晕唾痰，胸满气喘，得食稍缓，苦于白带，二十余年矣，诸药不应。余曰：此气虚而痰饮也，饮愈而带始愈。遂用六味地黄丸，不月而验"。

治"血虚发热"者，因乙癸同源，故肾阴不足则不能生血，血虚不足则发热。如薛立斋治"一小儿，三岁，因惊抽搐，发热痰盛，久用抱龙丸等药以清风痰，反致面色或赤或青。余谓此心肝二经血虚风热而生痰，不足之象也。先用六味地黄丸，以滋养肝肾，佐以六君子汤，少加柴胡、升麻，以调补脾胃，诸症顿退而瘥"。

十六、八味丸（八味地黄丸）

治命门火衰，不能生土，以致脾胃虚寒，饮食少思，大便不实，脐腹疼痛，夜多漩溺等症。即六味丸加肉桂、附子各一两。

【评析】天人相应，古今一理，故善言天者必有征于人，善言古者必有验于今。人身之中，心肺象天，脾胃象地，地中有水而象肾，水土中有万物之根、种则象肝。而春令和暖，万物生生不息；夏令酷热，万物因而焦灼。正应《素问·阴阳应象大论》所言"少火生气，壮火食气"之理。故李东垣最重脾胃，创温养脾胃，甘温升举之法，如此则脾胃健而水谷化，其精微上朝心肺，化生气血，营养周身，此正如立春以后，阳气渐长，冰雪融化，大地回暖，故万物破土而出。然立春气至为三阳，必以冬至一阳为基，冬至所在为农历十一月，外则天寒地冻，地下之水则开始回暖，谚语有：冬至一阳升，地下水泉动。水温则地下先暖，种子得以温养，随着阳气的积累，种子渐渐发芽，待得春回，冰消土暖，种子破土而出。故东垣甘温补中诸法，最宜补脾胃以资助上焦之阳，肺气不足则用补中益气汤，心营不足则用归脾汤。若真为脾土虚寒，则当用八味地黄丸温水暖土，即立斋所谓补命门火以生脾土。八味地黄丸为六味地黄丸加附子、肉桂，肉桂温下补命门，附子驱寒通经络；其中茯苓、泽泻在六味丸中为泄湿通阳，引阳入阴，在八味丸中泄湿通阳与六味同，另可兼制附子、肉桂，使桂附之阳专力于下，而不僭越于上；丹皮在六味丸为泄阳气之上逆，而在八味丸中因下焦无阳流通，以致血气停滞，血不利则为水，气不行则化热，故用丹皮活血则阳自行，阳行则水化而热泄。故八味丸可滋补下焦，温暖肾命，水得温则行，精得温则化，精化为气，熏蒸脾胃，则脾胃健而饮食消，水谷化而气血生。

又，八味丸取"少火生气"，故桂、附用量不宜大，少用温热以化阴精，则阳气缓缓自生。如重用桂、附，且长期服用，则易伤阴耗气，此为"壮火食气"。

再，附子理中汤和四逆汤，皆主治脾肾虚寒，然其与八味丸绝不相同。因理中汤与四逆汤所治皆为实邪，为外寒内犯太阴、少阴，故当直驱外邪，用药全取刚烈为用。而八味丸所治为肾精不能化气，以致阳气不足，脾肾虚寒，故当以滋补肾精为主，少用热药以温化精气。

故立斋言八味丸为"治命门火衰，不能生土，以致脾胃虚寒，饮食少思，大便不实"等症，此为东垣之未逮，立斋之独得，为东垣脾胃学说之新发展，可与东垣并立古今。如薛立斋治朱佐，"向因失足，划然有声，坐立久则左足麻木，虽夏月足寒如冰。嘉靖己亥夏月，因醉睡觉而饮水复睡，遂觉右腹痞结，以手摩之，腹间沥漉有声，热摩则气泄而上，每每加剧，饮食稍多则作痛泻，求治于医，令服枳术丸固守无效。甲辰岁求治于立斋先生，诊之喟然叹曰：此非脾胃病，乃命门火衰不能生土，虚寒使之然也，若专主脾胃误矣，可服八味丸则愈。予亦敬服，果验"；又，"一儒者因屡婚，脚腿软痛，面黑食减，恶寒足肿，小腹胀痛，上气痰喘。此少阴亏损，阳气虚寒之症。用八味丸料煎服，诸症顿除。又服丸剂半载，元气渐充，形体如故"；再，"沈大尹，每五更即泄。余以为肾泄，用五味子散，数服而愈。后不慎起居，不节饮食，其泄复作，日夜无度，畏寒，饮食且难消化，肌体日瘦。余曰：乃变火衰之症也。遂与八味丸，泻止，食进"。

立斋言治"脐腹疼痛，夜多漩溺"者，原出自《金匮要略》。张仲景云："治虚劳腰疼，少腹拘急，小便不利"，此因肾阳不足，虚寒郁闭，下焦气血不通，故小便不畅，前则少腹拘急，后则虚劳腰疼；又治"男子消渴，小便反多，以饮一斗，小便一斗"，此因肾中阳虚，不能化津，津液不化，流溢于下，故饮一溲一。如薛立斋治"一儒者，小腹急痛，溏泄清冷，大便欲去不去。余谓此命门火衰而脾土虚寒也，用八味丸月余而愈"；又，治"州守王用之，肚腹膨胀，饮食少思，服二陈、枳实及淡渗之类，小便不利，大便不实，咳嗽，腹胀，手足俱冷。余谓足三阴虚寒，用金匮肾气丸而康"。

十七、加减八味丸（加减地黄丸）

治肾水不足，虚火上炎，发热作渴，口舌生疮，或牙龈溃烂，咽喉作痛；或形体憔悴，寝汗，发热，五脏齐损。即六味丸加肉桂一两。

【评析】加减地黄丸为六味丸加肉桂，或八味丸减附子。肉桂与附子皆可温下，也皆可引阳下行（附子破阴寒，阳不格拒，自能下行，如四逆之回阳）。然加减地黄丸中用桂不用附者，以附子为根茎，性味辛甘大热，能入下焦破阴寒，使阳回于周身，其气从内到外，如张仲景之麻黄附子细辛汤，从下到上，如张仲景之四逆汤；而肉桂，《神农本草经》云其治"上气咳逆，结气喉痹，吐吸"等症，张仲景用于寒饮冲上之气逆，如桂枝加桂汤，或者心阳虚而上浮，如桂枝甘草龙骨牡蛎汤，是皆可见肉桂之性情，肉桂为桂树之厚皮，皮本在上在外，因其味厚，故能从上而下，从外入里，温经通阳。故精血不足，无以配阳，以致心火上浮，不能下行而蛰藏命门，尤当用之。

又，加减地黄丸和十全大补汤都可以治疗虚火上浮，且皆用肉桂引火归原，他们的区别在于：十全大补主治中焦不足，脾胃虚而不能生血，血不润心，心火上浮，故以脾胃为主；而加减地黄丸主治肾阴不足，不能敛阳，阳气上浮，故以地黄丸补肾固肾为主，略用肉桂使阳气下行。

立斋言其治"肾水不足，虚火上炎，发热作渴，口舌生疮，或牙龈溃烂，咽喉作痛；或形体憔悴，寝汗，发热，五脏齐损"者，因肾主水，藏五脏之精，故肾水不足，则五脏所藏之精皆不足，而五脏齐损，见形体憔悴；肾阴不足，肾阳相对有余，阴弱阳强则发热，阴虚阳浮，则口渴或者口舌生疮，又或牙龈溃烂，而阳加于阴则为汗。故用六味补阴泄热，略加肉桂，使在上之阳下行，补阴以和阳，而病自除。如薛立斋治"大尹沈用之，不时发热，日饮冰水数碗，寒药二剂，热渴益甚，形体日瘦，尺脉洪大而数，时或无力。王太仆曰：热之不热，责其无火；寒之不寒，责其无水。又云：倏热往来，是无火也；时作时止，是无水也。法当补肾，用加减八味丸，不月而愈"；又，"州同韩用之，年四十有六，时仲夏色欲过度，烦热作渴，饮水不绝，小便淋沥，大便秘结，唾痰如涌，面目俱赤，满舌生刺，两唇燥裂，遍身发热，或时如芒刺而无定处，两足心如烙，以冰折之作痛，脉洪而无伦，此肾阴虚，阳无所附而发于外，非火也。盖大热而甚，寒之不寒，是无水也。当峻补其阴，遂以加减八味丸料一斤内肉桂一两，以水顿煎六碗，冰冷与饮，半饷已用大半，睡觉而食温粥一碗，复睡至晚，乃以前药温饮一碗，乃睡至晚，食热粥二碗，诸症悉退。望日畏寒，足冷至膝，诸症仍至，或以为伤寒。余曰：非也，大寒而甚，热之不热，是无火也。阳气亦虚矣，急以八味丸一剂服之稍缓，四剂诸症复退。大便至十三日不通，以猪胆导之，诸症复作，急用十全大补汤数剂，方应"；再，"陶天爵外家滕素多，时患头晕痰甚，劳则肢体痿软，筋骨作痛，殊类风症。余以为肾虚不能纳气归源，用加减八味丸而痊。后因房劳气恼，头晕项强，耳下作痛，此肝火之症。仍用前药滋肾水、生肝血、制风火而愈"。

十八、四神丸

治脾肾虚弱，大便不实，饮食不思。

肉豆蔻　补骨脂　五味子　吴茱萸（各为末）　生姜（四两）　红枣（五十枚）

【评析】四神丸为许叔微《普济本事方》中的五味子散和二神丸的合方，为薛立斋首创，其作为五更泄的常用处方沿用至今。人处于天地之间，法天象地，因夜睡之时，阳气藏于下，如夜晚之暗昧，应北方肾水之藏；至于天明则阳出而人神清，如白日之光明，应南方心火之长；早晨天将亮未亮之际，阳气在下而欲上行，阴气在上而阻之，应东方肝木之生；傍晚则反之，应西方肺金之收。脾胃居于中间，脾健则升，胃和则降，然脾胃之气有赖于肾气，所谓肾者胃之关，因两肾之间有元气出，元气经三焦熏蒸脾胃，脾胃健则化饮食。故五更天将亮时大便泄泻，多因肾气不足而阳气不生，以致脾胃不足而阳气不举，津液亦不能随之上行，直注肠间，发为泄泻。

四神丸四药皆为子实，子含万物冬藏之气，阳含阴中，至春乃发，故其性皆降，其气皆藏，然又有不同，补骨脂补脾固肾，肉豆蔻涩肠消食，两者相合为二神丸，主脾肾虚而不思饮食，以肾为胃之关故；五味子敛心液、补肾气，吴茱萸暖肝胃降逆气，两者相合为五味子散，主治肾阳不足，无以温煦脾胃的肾泄。而四者相合，心阳借胃气下行而交于肾、藏于命，阳气秘藏，则精能化气，熏蒸脾胃，胃气和而饮食进，脾阳健而津液行，故立斋以之治疗肾气不足导致的"大便不实，饮食不思"之症。如薛立斋治"廷评曲汝为，食后入房，翌午腹痛，去后似痢非痢，次日下皆脓血，烦热作渴，神思倦昏，用四神丸，一服顿减；又用八味丸料加五味、吴茱、骨脂、肉蔻，二剂痊愈"；又，"一儒者，面色萎黄，胸膈不利，吞酸嗳腐，恪服理气化痰之药，大便不实，食少体倦，此脾胃虚寒，用六君加炮姜、木香渐愈，兼用四神丸而元气复"。

薛立斋《内科摘要》读法

1. 薛立斋之《内科摘要》，宗承东垣之旨，首提内科之名，以与外感和杂病相对，故学立斋法当熟读东垣诸书。

2. 立斋之时，江南流行丹溪学说，丹溪倡论人身"阳有余而阴不足"，故当制有余之阳，补不足之阴，而用苦寒坚阴之法，如此则相火守位而阴血不扰。后人不审内伤、杂病，一律套用此法，故对脾胃内伤累及他脏者，多有弊病，薛立斋《内科摘要》多为补此之偏。故学立斋《内科摘要》当读丹溪诸书，如此则明气、血、痰、湿、食、郁之杂病治法，方不昧于心，而无温补之偏。

3. 立斋《内科摘要》条例医案，而不论治法，看似杂乱无章，实每章开首数案，即为本章所论之基本治法，余者言其变也。如治中风用三生饮加人参；又如治痢疾实者用芍药汤，虚者用补中益气汤送服八味丸等。

4.《内科摘要》中各章论证多以脾胃损伤，久而损及四脏，故所论多虚。然立斋又恐人认实为虚，故在各章中皆录一实证，以作对比。

5. 医者所戒，虚虚实实。故立斋在各章中皆存虚以实治，而至殒伤之案，以为警戒。

内 科 释 名

《素问·太阴阳明论》云："阳者，天气也，主外；阴者，地气也，主内。故阳道实，阴道虚。故犯贼风虚邪者，阳受之；食饮不节起居不时者，阴受之。阳受之则入六腑，阴受之则入五脏。入六腑则身热不时卧，上为喘呼；入五脏，则䐜满闭塞，下为飧泄，久为肠澼。"阳道多实，因从外来，强加于身；阴道多虚，因从内伤，本于气血。人身阳气卫于外，阴气守于内，故外感病虽始于太阳，却以胃气为本，以胃为多气多血之府，张仲景云："万物所归，无所复传。"阳不能卫于外，则阴受之，太阴首当其冲，故仲景以"不食而呕"（伤寒三日，三阳为尽，三阴当受邪。其人反能食而不呕，此为三阴不受邪也）为三阴病所共见，可见仲景上承《内经》，究心《灵》《素》，且有发展。然张仲景所论详于外感，不及内伤，虽有建中汤与复脉汤法，但因理法未及阐明，后人难悟。

千载之下东垣出，发挥《内经》脾胃内伤之理，据脾胃为仓廪之官，气血化生之地，创制甘温补气，温补脾胃之法，为后世所宗；而丹溪则发挥"阳道实，阴道虚"之理，大倡阴血易耗而难成，又根据阳动阴静，主张用苦寒之药清泄相火，相火平则阴自无扰而静，自此寒凉之道大行于世，其流弊多为后世学者所诟病，然丹溪奠定了中医辨证论治之基础，对于杂病的辨治有了突破性的发展，故前人有"外感法仲景，内伤法东垣，热病用河间，杂病用丹溪"之论。

至明代因为丹溪学说流行江南，寒凉之弊克害脾胃，亦愈演愈烈，有始终至死不悟者。故立斋出而做《内科摘要》，遥承东垣之旨，发挥饮食劳役、起居不节、七情内感而致脾胃内伤，久而伤及五脏之理，故名之曰内科，以示其与外感、疮疡有别。这与现在流行的内科概念不同，现在流行的内科概念涵盖了外感、内伤、杂病，这种变化不知从何时起，当为近代之新论，故为之说明。

卷　上

元气亏损内伤外感等症

案1. 车驾王用之，卒中昏愦，口眼㖞斜，痰气上涌，咽喉有声，六脉沉伏。此真气虚而风邪所乘，以三生饮一两，加人参一两，煎服即苏。若遗尿手撒，口开鼾睡为不治，用前药亦有得生者。夫前饮乃行经络治寒痰之药，有斩关夺旗之功，每服必用人参两许驾驱其邪而补助真气，否则无益，适足以取败矣。观先哲用芪附、参附等汤，其义可见。

【评析】此证当为素体心脾不足，脾虚则生痰，心虚则气怯，气怯则心主易受经络之邪，以心主脉也。故外感风邪，经络受之，引动痰饮走注，心虚无以抗邪，心包代受之，而成昏聩之证，叶天士云"平素心虚有痰，外热一陷，里络即闭"，可作参佐；口眼㖞斜，其病在络，《金匮》云"络脉空虚，贼邪不泻，或左或右，邪气反缓，正气即急，正气引邪，㖞僻不遂"；痰气上涌，咽喉有声，为风痰上涌之征。然风痰在经之证，脉当浮滑，今脉反沉伏，可知真气之虚，以三生饮（南星、川乌、附子、木香）加人参，急攻经络中走注之风痰，故君以人参直补心脾之虚，臣以南星祛经络之风痰，佐以附子、乌头走络开闭，使以木香理气，君臣之治可为明了。若遗尿手撒、口开鼾睡，为真气离散，无以固摄五脏，故为不治。

案2. 州判蒋大用，形体魁伟，中满吐痰，劳则头晕，所服皆清痰理气。余曰：中满者，脾气亏损也；痰盛者，脾气不能运也；头晕者，脾气不能升也；指麻者，脾气不能周也。遂以补中益气加茯苓、半夏以补脾土，用八味地黄以补土母而愈。后惑于《乾坤生意方》云：凡人手指麻软，三年后有中风之疾，可服搜风、天麻二丸以预防之。乃朝饵暮服，以致大便不禁，饮食不进而殁。愚谓预防之理，当养气血，节饮食，戒七情，远帏幕可也。若服前丸以预防，适所以招风取中也。

【评析】立斋论病，先辨体质，以别阴阳。如魁伟之体，气盛于外，故阳气最易亏损，故其治当顾护阳气为先。《内经》云："清阳出上窍，实于四肢。"是劳则头晕，手指发麻，可知清阳在下，阳气不能周流全身，此为中虚之症，因劳倦伤脾，以麻属气虚；脾病则不能为胃行津液，水湿停聚则化为痰饮，故有中满吐痰之症。立斋以补中益气与六君合方（即补中加半夏、茯苓）斡旋中焦，六君以健脾、和胃、下气、消痰，补中以补元气、升清阳，脾升胃降，井然有序。脾胃复其升降，再辅以八味丸平补肾中阴阳，肾气复则能藏水谷之精，肾阳复则精能化气，阳气温煦脾胃，则为脾胃健运之资，如此先后天元气相接而循环无穷，自然病愈。后惑于邪说，以无病之体服用驱邪之药，元气为风药所散，以致冤死。从此可见立言之难，一言不善，流转无穷，灾祸立至。

又，立斋对于中风病善后调养的问题，提出了自己的看法。即当"养气血，节饮食"，此为顾护后天脾胃中元气，"戒七情，远帏幕"，此为保养先天肾中之精。与所论治法相合，可以比附发明。

案3. 一男子，卒中，口眼㖞斜，不能言语，遇风寒四肢拘急，脉浮而紧。此手足阳明经虚，风寒所乘，用秦艽升麻汤治之，稍愈，乃以补中益气加山栀而痊。若舌喑不能言，足痿不能行，属肾气虚弱，名曰痱症，宜用地黄饮子治之。然此症皆由将息失宜，肾水不足，而心火暴盛，痰滞于胸也。轻者自苏，重者或死。

【评析】《灵枢》言"口眼㖞斜"，为手太阳或足阳明经筋病。而小肠隶属于胃，故其治当以阳明胃经为主，因胃以通降为用，其阳气经脾行于四肢，其气上通于面，下则主润宗筋，又主一身肌肉。是口眼歪斜者，胃虚不能收摄于上也；遇风寒则四肢拘急，因胃虚阳气不能充于四肢也；不能言语者，因心开窍于舌，胃虚气逆，心火上浮而灼金，金破不鸣；其脉浮紧，风寒实邪之明证。故先治以秦艽升麻汤，以葛根、升麻、白芷解肌，升举胃中之清气；秦艽、桂枝、防风行经活络，驱散经络中之邪气；人参、芍药、甘草补虚安中，以实胃气。邪去正安，则直用补中益气汤补脾胃、升清阳，少加栀子导心火下行，而言语自出也。若"舌喑不能言，足痿不能行"，此病在少阴，肾水不足，不能维系心阳，以致阳气化火，为事所激而暴盛于上，而致语言不出；火盛于上，水枯于下，以致筋脉失润而驰痿。故当泻南方、补北方，治以地黄饮子。其中熟地、巴戟天、山茱萸、肉苁蓉，滋肝肾，荣筋骨；五味子、麦冬敛养心阴，石斛清胃热养胃阴，胃气降则心火随之而降，导之以茯苓、远志下交肾水；佐以菖蒲开窍，则语声自出，桂、附行经，虚火自然下行。

案4. 一男子，体肥善饮，舌本硬强，语言不清，口眼㖞斜，痰气涌盛，肢体不遂。余以为脾虚湿热，用六君加煨葛根、山栀、神曲而痊。

【评析】体肥善饮者，为湿热凝结之体，当以斡旋脾胃为本；脾经上膈夹咽，连舌本、散舌下，脾经病则舌本强痛；口眼㖞斜者，因胃虚不能上约肌肉也；痰气涌盛者，因胃虚气逆，痰湿上涌也；肢体不遂，因脾虚不充于四肢也。故当治胃为主，因脾为死阴，受气于胃，以六君补气和胃祛痰，加葛根以消酒毒，栀子以清湿热，神曲健脾胃、化酒积、消痰饮。

案5. 吾师金宪高如斋，自大同回，谓余曰：吾成风病矣，两腿逸则痿软而无力，劳则作痛如针刺，脉洪数而有力。余告之曰：此肝肾阴虚火盛，而致痿软无力，真病之形，作痛如锥，邪火之象也。用壮水益肾之剂而愈。先生曰：向寓宦邸，皆以为风，恨无医药。若服风剂，岂其然哉，乃吾之幸也。窃谓前症，往往以为风疾，辄用发散，而促其危者多矣。

【评析】两腿逸则痿软而无力者，为宗筋失润，不能束骨也；劳则作痛如针刺者，因阳气烦劳而张，阴血随之上行，以致在下的络脉不充，不荣则痛也；脉洪数有力者，阴血不足，阳热有余。故当补肝肾之不足，清火热之有余，知柏地黄主之。其症若脉洪数而无力者，当责之脾虚不足，阴火下陷，用李东垣法，用补中益气汤。

案6. 大尹刘孟春，素有痰，两臂作麻，两目流泪，服祛风化痰药，痰愈甚，臂反痛，不能伸，手指俱挛。余曰：麻属气虚，因前药而复伤肝，火盛而筋挛耳。况风自火出，当补脾肺，滋肾水，则风自息，热自退，痰自清。遂用六味地黄丸、补中益气汤，不三月而痊。

【评析】肾水不充，则龙木夹水而妄动，在胃则膈满痰逆，在鼻则浊涕横流，在眼则经风流泪，其化源一也。魏柳州云："木热则流脂，断无肝火盛而无痰者。"两臂作麻者，因脾主四肢，故脾气虚则肢麻无力。当夕用六位地黄汤，滋水柔肝，肝血生则痰消而目愈；朝用六君滋补脾胃，滋元气，气充则麻消。不明此理，虚以实治，投以祛风，则阳气更张，故痰愈甚；投燥药以消痰则脾营损，脾营损则不能生血，血不能荣筋，故臂反痛不能伸，手指俱挛。是以六位地黄滋肝肾，则龙火自降；补中益气滋脾营，则阳气自周。

案7. 一儒者，素勤苦，恶风寒，鼻流清涕，寒禁嚏喷。余曰：此脾肺气虚不能实腠理。彼不信，服祛风之药，肢体麻倦，痰涎自出，殊类中风。余曰：此因风剂耗散元气，阴火乘其土位。遂以补中益气加麦门、五味治之而愈。

【评析】饮食伤胃，劳倦伤脾。故勤苦之人，脾气先亏，而不能生肺，以致上焦阳虚，肌腠不密，皮毛不固。正虚则邪凑，而有恶风寒，鼻流清涕，寒噤嚏喷等症，故当滋其脾肺之气，阳旺正盛则邪自去，此证东垣论之甚详。虚以实治，反以风燥之药伤脾胃、夺阴液，故肢体麻倦，痰涎自出。故以补中益气汤，充养脾肺，麦冬、五味收敛阴液。此案与上案相类，然上案本有阴血不足，故用补中兼用六味丸滋阴于下；而此案本为肺气不充，再用风药伤津，故用补中加麦冬、五味而敛津于上。

案8. 外舅，年六十余，素善饮，两臂作痛，恪服祛风治痿之药，更加麻木发热，体软痰涌，腿膝拘痛，口噤语涩，头目晕重，口角流涎，身如虫行，搔起白屑，始信。谓余曰：何也？余曰：臂麻体软，脾无用也；痰涎自出，脾不能摄也；口斜语涩，脾气伤也；头目晕重，脾气不能升也；痒起白屑，脾气不能营也。遂用补中益气加神曲、半夏、茯苓三十余剂，诸症悉退，又用参术煎膏治之而愈。

【评析】此案当参前案"一男子，体肥善饮，舌本硬强"，所不同者，此案初病两臂作痛，此为胃中气衰，不能上养筋骨也。叶天士云："阳明脉衰，肩胛筋缓，不举而痛，治当通补脉络，莫进攻风。"故此案初起即当补脾益气，以补中益气汤滋胃气，举元气；加茯苓、半夏以和胃祛痰；加神曲以消酒积。不知此证为虚，反用风药散气伤津，以致脾胃中元气大伤，而有种种变证。故其治不离脾胃，先用补中益气加茯苓、半夏、神曲，补脾胃，消痰饮，化酒积，如此则元气充于上达于表而诸症消；再用参术膏固护中焦，以绝后患。立斋论病，可谓要言不烦，直中肯綮，令人赏心悦目，即如此案。

案9. 秀才刘允功，形体魁伟，不慎酒色，因劳怒头晕仆地，痰涎上涌，手足麻痹，口干引饮，六脉洪数而虚。余以为肾经亏损，不能纳气归源而头晕；不能摄水归源而为痰；阳气虚热而麻痹；虚火上炎而作渴。用补中益气合六味丸料治之而愈。其后或劳役或入房，其病即作，用前药随愈。

【评析】色夺肾精，酒壮胆火，精夺则肾中空虚，胆火旺则肝体燥。是本为肾虚而肝燥，又因劳倦伤脾，怒气动肝，脾病则不能为胃行津液于上而口干引饮；清气不升则手足麻痹，以痹属不通，麻属不荣，脾营亏损，脉道不充，故四末不荣；脉道不通，卫不独行，故痹而不通；肝怒因无肾水滋柔，而阴血不藏随阳气菀积于上而头晕扑地（《素问》云"大怒则形气绝，血菀于上，使人薄厥"）；肾不制水则化为痰，随逆气上行。六脉洪数而虚，因阴血失守于内，不能约束而阳气外浮。是当滋化源，用补中益气汤补脾胃，生营血，营泌津液则口自不渴，血充脉络则麻痹自解；用六味丸补肾水滋肝木，肾水足则阳藏而不浮，痰涎自消，血自归肝，气血复于下则头晕昏厥自解。

案10. 宪幕顾斐斋，饮食起居失宜，左半身并手不遂，汗出神昏，痰涎上涌。王竹西用参芪大补之剂，汗止而神思渐清，颇能步履。后不守禁，左腿自膝至足肿胀甚大，重坠如石，痛不能忍，其痰甚多，肝脾肾脉洪大而数，重按则软涩。余朝用补中益气加黄柏、知母、麦门、五味煎送地黄丸，晚用地黄丸料加黄柏、知母，数剂诸症悉退。但自弛禁，不能痊愈耳。

【评析】饮食不节则伤胃，起居不慎则伤肾，胃虚则不生血，肾虚则不生肝，肝无阴血滋荣，则阳气不能从左升，而邪气趁机中之，故有左半身不遂之症；汗出痰涌者，气虚不固于外则汗出，肾虚不能摄水于下则生痰；神昏者，血不荣心，相火乘之也。故用人参守五脏之气，黄芪固体表之气，气固于内则神清，气充于肌则能行。然病在阴血不足，续当治以六味地黄汤，救其肝肾不足，痰饮之泛滥。然只以参芪固脱，而不及滋补肝肾，故犯禁则阳气下陷，湿热痰饮乘虚下流肝肾，而左腿自膝至足肿胀甚大，重坠如石。李东垣云："脾病则下流乘肾，土克水，则骨乏无力，是为骨蚀，令人骨髓空虚，足不能履地，是阴气重叠，此阴盛阳虚之证。"故朝用补中以提陷升清，使阳不郁于阴，加麦冬、五味以滋肺，而水化有源；加黄柏、知母以清下坚阴，使阳不飞越；送服六味地黄丸者，清气分之湿热，滋阴血之不足也。晚服知柏地黄者，药随胃气入阴分，清阴分之热，补阴分之不足也。千古以来，治病之道，能化繁为简者，仲景之下独见立斋。此案当可为立斋鸣不朽，后人之讥谤立斋者，几人可与其并肩？

又，中风当分左右，右轻而左重，以左主肝肾，有形之精血大伤也。但自弛禁而不能全复者，自度可能有二：一者，真元已伤，非药力能达，此天命也；二者，阴分邪退后，似当兼佐一二分行血之药，如牛膝、益母草之类。

案 11. 庠生陈时用，素勤苦，因劳怒口斜痰盛，脉滑数而虚，此劳伤中气，怒动肝火，用补中益气加山栀、茯苓、半夏、桔梗，数剂而愈。

【评析】劳则伤脾，怒则动肝，肝火夹痰上逆，胃气受克，故口斜痰盛，脉数滑而虚。是此证为脾虚肝乘，故以补中滋胃气，举元气，胃气足则能摄上而口不斜；加桔梗以开肺利窍，栀子清郁火，茯苓、半夏和胃降逆祛痰，如此则火散、痰消、气降，肺气不闭而能肃降，如此则木受金制，肝气自平。

案 12. 锦衣杨永兴，形体丰厚，筋骨软痛，痰盛作渴，喜饮冷水，或用愈风汤、天麻丸等药，痰热益甚，服牛黄清心丸，更加肢体麻痹。余以为脾肾俱虚，用补中益气汤、加减八味丸，三月余而痊。以后连生七子，寿逾七旬。《外科精要》云：凡人久服加减八味丸，必肥健而多子。信哉！

【评析】形丰体厚，阳气有余于外，以卫气主充皮肤、肥腠理。阳有余而阴不足，则无精生髓而骨空，无液化血而血虚，血虚则筋不荣，故筋骨酸疼；肾虚不能约水而生痰，肾虚不能主水而口干；阴虚阳盛，故欲饮冷水。本为阳气有余，阴血不足，当服六味丸以滋肾水，生肝血，病当自愈。却用愈风汤、天麻丸，风药散气伤津，故痰愈生而热愈炽；见其热炽痰盛，服以牛黄清心，则苦燥伤阴而血脉不荣，香窜耗气、寒凉伤中而阳气不充，故更加肢体麻痹。此皆以有邪之药，治无邪之病，而犯虚虚实实之戒。故以补中益气加半夏、茯苓以补脾和胃，斡旋中焦，中气实则麻痹自解；六味丸补阴生血，少加肉桂，以引浮阳，且能行阴分之郁，阴复阳回，抱抱不离，阴平阳秘，其病自解。

案 13. 先母七十有五，遍身作痛，筋骨尤甚，不能伸屈，口干目赤，头晕痰壅，胸膈不利，小便短赤，夜间殊甚，遍身作痒如虫行。用六味地黄丸料加山栀、柴胡治之，诸症悉愈。

【评析】《素问·举痛论》言痛证之因有二：客于脉外则血少，客于脉内则气不通。然不论客于脉外还是脉中，其实质皆为血气不能荣，不荣则痛。如寒邪伤营之麻黄汤证，寒客脉中，经脉绌急不通，故络脉之血气不能灌注于经，以至于经脉空虚，与络脉相引而痛也。究其实质，不过脉道为邪气所阻，血气不能荣养经脉也，此为邪实之证。而内伤杂病多为血气亏损，以至于络脉不充，血气不荣养肌肤，故遍身作疼，即如此案。高年之人，天癸已竭，精血不足，以至于络脉空虚，故遍身作痛；精不足则骨空，血不足则筋燥，故筋骨尤痛，不能屈伸，此病生于内者；阴虚阳浮，故口干目赤；血虚则肝无所藏，如木之无根，故无风自摇而见头晕；肾虚不约则生痰，肝阳上亢则气逆，气逆痰涌，上阻胸膈，故有胸膈不利；小便短赤，阴虚热客也；夜间殊甚者，夜则阳入于阴，煎熬阴血也；遍身作痒如虫行者，血枯风动，风淫所化也。故以六味地黄丸滋肾水，补肝血，肾得滋则湿痰自化，肝得润则浮阳自息也；加栀子合丹皮以透泄阴分之热，阴分不热，则龙火自平也；最妙柴胡，从阴引阳，使血热从气分而散，高古峰之滋水清肝当从此出。

案14. 一男子时疮愈后，遍身作痛。服愈风丹，半身不遂，痰涎上涌，夜间痛甚。余作风客淫气治，以地黄丸而愈。

【评析】张仲景云，疮家不可发汗。以营血不足，不能配阳而阳热壅聚，留而不散，而成疮疡。故疮家本为血虚有热，血虚有热则肝受之，是再经发汗劫夺津液，则有风动痉挛之变。而医者昏昏，或潦草应付不问病史，或昏昧无知不明病理，而投以愈风丹。不知时疮愈后，遍身疼痛者，为血虚不能荣养皮肤，只可柔肝生血，不可发汗行经。愈风丹中虽有大队滋润之药，然药性偏温，尤以羌活、独活体燥性烈，最能伤津耗液，以致阴血更虚，肾不制水而生痰，肝阳上亢而气逆，风阳夹痰上涌，填塞空虚之络脉，则身体不仁不荣而见半身不遂；夜间痛甚者，因夜晚阳入于内，煎熬阴血也。故立斋以六味丸补肾水、生肝血、清湿热，初则血中热盛当入柴胡、栀子，继则专用六味丸滋肾水、生肝血则诸症自平。

案15. 一老人，两臂不遂，语言蹇涩。服祛风之药，筋挛骨痛。此风药亏损肝血，益增其病也。余用八珍汤补其气血，用地黄丸补其肾水，佐以愈风丹而愈。

【评析】胃气通于肩膊，故胃气虚则不能上养肌肉而两臂不遂；脾经行于舌下，故脾营亏损不能生血，不能上荣于舌，则舌体僵硬而语言蹇涩。此当用黄芪建中汤，调理中焦，生营益气，兼祛风邪，则诸症自解。而不知标本，专事风燥，中焦不治累及下焦，则营伤及血，血伤及阴，而有肝肾亏损，筋挛骨痛之症。故以八珍补脾胃、生气血，地黄丸滋肾水、柔肝木，少佐愈风丹柔剂祛风，可谓标本兼顾而分明。

案16. 一妇人，因怒吐痰，胸满作痛，服四物、二陈、芩、连、枳壳之类不应。更加祛风之剂，半身不遂，筋渐挛缩，四肢痿软，日晡益甚，内热口干，形体倦怠。余以为郁怒伤脾肝，气血复损而然。遂用逍遥散、补中益气汤、六味地黄丸调治。喜其谨疾，年余悉愈，形体康健。

【评析】怒动肝火，乘克脾胃，胃气不得下行，水饮化痰而上逆，而有吐痰、胸满疼等症，当用丹栀逍遥散，调和肝脾，清热泻火，火平则气下而痰降。服四物以凉血活血，用二陈、芩、连、枳壳之类降火祛痰，其用方似贴合病机，然芩、连苦寒，能清实热，而不但散郁火；方中无健脾药，反有苦寒之芩、连以伤脾，滋润之熟地以困脾，故脾不能为胃行津液，津液不化则虽祛痰而痰日生；以为风痰，佐以风药，风药体燥而主行散，燥则伤血，血虚则筋不能润而筋渐挛缩，半身不遂；行散则伤气，中气不足则形体倦怠，四肢痿软；日晡益甚，内热口干者，因阳气入里，胃气不足不能下行，阳气郁逼胃中。故当先以逍遥散，调和肝脾，疏肝解郁；继则以补中益气汤，补脾升清，益气和胃，兼服六味丸，以补肾生水。又赖病人谨慎调养，辨证无差，年余而愈。

案17. 一妇人，脾胃虚弱，饮食素少，忽痰涌气喘，头摇目札，手扬足掷，难以候脉，视其面色，黄中见青，此肝木乘脾土，用六君加柴胡、升麻治之而苏，更以补中益气加半夏调理而痊。

【评析】肝藏血，肺藏气，故脾胃中虚，饮食素少，则气血无以化生，而肺肝皆不足。肝血不足则肝气易浮，上犯脾胃而痰涌；肺气不足则肃降无力，痰阻肺窍而气喘；血虚则筋脉不荣，气虚则经脉不通，气血不足于头故头摇目札，气血不周于四肢则手扬足掷。故以六君补益脾胃，降痰浊，加柴胡、升麻生发阳气，阴浊降而阳气升，则神自苏；继则以补中加半夏，补中气、祛痰邪，中气足则生血，气血足则自能周流于四旁而病自解。

案 18. 一妇人，怀抱郁结，筋挛骨痛，喉间似有一核，服乌药顺气散等药，口眼歪斜，臂难伸举，痰涎愈甚，内热晡热，食少体倦，余以为郁火伤脾，血燥生风所致，用加味归脾汤二十余剂，形体渐健，饮食渐加，又服加味逍遥散十余剂，痰热少退，喉核少利，更用升阳益胃汤数剂，诸症渐愈，但臂不能伸，此肝经血少，用地黄丸而愈。

【评析】立斋于肝脾郁结之证，多用归脾汤加减，初则难明，久则豁然。郁则不升，结则不散，不升则清阳在下，不散则血脉不通，故初病脾胃尚健，可用疏通，如柴胡疏肝散之类；久则气血两伤，补脾益气则清自升，养血安神则结自散，归脾汤当为不二之选。即如此案，平素怀抱郁结，愁忧伤神耗血，气结不行，郁而生热，血虚有热则血不荣筋而筋挛骨痛；忧思伤脾，脾不健运而饮停为痰，随不平之气上行，结聚不散，故喉间常似有一核。以为气郁，而用乌药顺气散，方中多走散香燥之品，走散则伤气，香燥则助热伤血，以致中气亏损，不能营养上焦而上窍失荣，口眼歪斜；"阳明脉衰，肩胛筋缓"（叶天士语），故臂不能举；血燥有热，浸淫筋脉，则筋脉挛急而臂不能伸；脾胃不足，故食少体倦；脾虚不能化饮，故痰涎愈甚；胃虚气不下行，故内热晡热，故立斋诊为：郁火伤脾，血燥生风。是治以归脾汤补益心脾，使气血上行，加柴胡、山栀以清透肝经之郁热。待脾胃渐复，饮食有加，则专事清透肝经郁热，而用丹栀逍遥散；郁热略去，则更以升阳益胃汤，升脾降胃，流转气机；气不郁滞，则专事补肾滋肝，而无余弊也。设早用六味，必至气涩不通，郁热不出。

案 19. 一产妇，筋挛臂软，肌肉瞤动，此气血俱虚而有热，用十全大补汤而痊。其后因怒而复作，用加味逍遥散而愈。

【评析】产后血虚太过，阳气内陷不出，故血虚不荣筋致筋挛，气陷不充于上而臂软；脾胃气弱，肝木乘之，故肌肉瞤动；阳气不足，郁于肌肉而不能达于体表，故而发热。故以八珍汤两补气血，加肉桂从阴分升举元气，加黄芪使元气充于体表，血生则筋润而挛痛自解，气充则臂软肉跳自除。后因怒而作者，因怒动肝火，克犯脾胃，故予丹栀逍遥散。前后见症虽一，却有虚实之别，不可不察。

案20. 一产妇，两手麻木，服愈风丹、天麻丸，遍身皆麻，神思倦怠，晡热作渴，自汗盗汗，此气血俱虚，用十全大补加炮姜数剂，诸症悉退，却去炮姜又数剂而愈。但有内热，用加味逍遥散数剂而痊。

【评析】两手麻木者，脾营亏损，不能荣养末端也，当治以黄芪桂枝五物汤去生姜或少放生姜。不知中虚之理，而用"愈风丹、天麻丸"，耗散中气。故脾胃气虚下流，心火乘于脾胃，气虚于外故遍身皆麻，气不摄津故自汗盗汗，心火下陷则神思倦怠；阳气阻于胃中，不能下行，逢晡时阳气入里而发热作渴。所谓心火乘其脾胃者，心肺在上，脾胃在中，故中焦气虚下溜，则不能撑举上焦，心肺之气因而陷落脾胃。故以八珍汤两补气血，加炮姜健脾升清，加肉桂从阴分升阳，加黄芪使阳气复举于上。诸症退而去炮姜，补脾胃，生气血，举元气；元气举而内伏之热现，用丹栀逍遥散数剂而愈。

又，气陷不举，阳气内郁，久而化火，虽有火必待元气复位，再清其火，不然清火则阳气愈发不能升举，久而煎熬阴分，而成阴阳两虚之证。

案21. 一男子善饮，舌本强硬，语言不清。余曰：此脾虚湿热，当用补中益气加神曲、麦芽、干葛、泽泻治之。

【评析】此案当参"一男子，体肥善饮"案，两案之区别在于：上案因有痰气上涌之症，故需和胃降逆祛痰，故用六君子汤加减；而此案则可直用补中益气汤，补益脾胃，升发元气，以脾主升清，上通于舌。

案22. 一妇人，善怒，舌本强，手臂麻。余曰：舌本属土，被木克制故耳，当用六君加柴胡、芍药治之。

【评析】善怒者，易怒也。善怒之人，肝气有余，气逆而乘犯脾胃，脾为横逆之气所阻，清气不升，不能上通于舌，故舌本强；胃为横逆之气所阻，浊阴不降，填塞上焦，故手臂麻。以病机相推，当尚有胸胁满闷，痰涎上涌，不思饮食等症。此案当参"一妇人，怀抱郁结"一案，其不同之处在于阴血不虚，故气不至于下陷也。

立斋善用此法，疏解土中之木，逍遥散用于木郁脾土，小柴胡用于木郁胃土，即如本案脾胃同时受病，则用六君加柴胡、芍药，此又为逍遥散与小柴胡汤合法也，其巧思真为常人难及！

案23. 一男子，舌下牵强，手大指次指不仁，或大便秘结，或皮肤赤晕。余曰：大肠之脉散舌下，此大肠血虚风热，当用逍遥散加槐角、秦艽治之。

【评析】《素问·六节藏象论》云："脾胃大肠小肠三焦膀胱者，仓廪之本，营之居也，名曰器，能化糟粕，转味而入出者也。"故营气藏于脾，而行于六腑，主泌别津液、化水谷，转糟粕从大肠、膀胱而出。是营血不足于六腑，则六腑涩滞不通，阳郁而不行，久则热烁，煎熬阴血，或与风合以成肠风；或与湿合化为痛脓，《灵枢·脉度》云："邪在腑，则阳脉不和，阳脉不和则气留之，气留之则阳气盛矣，阳气太盛则阴脉不和，阴脉不和则血留之。"立斋可为深悉经旨，故其处方令人惊艳。

经络所过，主治所及。手大指次指者，肺与大肠经所过也；大便秘结者，大肠传导受阻也；皮肤赤晕者，腑气不通，郁热生也；舌下牵强者，脾营不足，不能上荣也。故和营血、通六腑、祛郁热，则病自除，是以茯苓、白术、甘草健脾益气，使营血生化有源；当归、芍药补营和血，为流通之资；柴胡、薄荷、秦艽使血分郁遏之热从上表散，且能引营血上行而舌硬自除；槐角凉血行血，而肠道自通。标本之治，足以启发来者，真为妙法也！

案24. 一男子，足痿软，日晡热。余曰：此足三阴虚，当用六味、滋肾二丸补之。

【评析】此案当参"吾师金宪高如斋"一案。足痿软者，肝肾阴虚也；日晡热者，阴分有热也，以日晡时分阳气入于阴也。故当以六味补阴血，滋肾丸清散阴分之郁热也。

案25. 一妇人，腿足无力，劳则倦怠。余曰：四肢者土也，此属脾虚，当用补中益气及还少丹主之。

【评析】李东垣云"脾病则怠惰嗜卧，四肢不收，大便泄泻"；又云"脾病则下流乘肾，土克水，则骨乏无力，是为骨蚀，令人骨髓空虚，足不能履地"。故劳则倦怠，脾虚也；脾虚则清阳不升，反从下泄，久之肝肾之精也从而下泄，以至于骨髓空虚，而有腿足无力之症。故当用补中以升举在下之清气，还少丹大滋不足之精血，精血实则自无陷下之虞。

自21案至25案，以上诸人，俱不从立斋言，各执搜风、天麻二丸并愈风丹而殒。

饮食劳倦亏损元气等症

案1. 进士王汝和，因劳役失于调养，忽然昏愦，此元气虚，火妄动，挟痰而作，急令灌童便，神思渐爽。更用参、芪各五钱，芎、归各三钱，玄参、柴胡、山栀、炙草各一钱，服之稍定。察其形倦甚，又以十全大补汤加五味、麦门治之而安。凡人元气素弱，或因起居失宜，或因饮食劳倦，或因用心太过，致遗精白浊，自汗盗汗；或内热晡热，潮热发热；或口干作渴，喉痛舌裂；或胸乳膨胀，胁肋作痛；或头颈肘痛，眩晕目花；或心神不宁，寤而不寐；或小便赤涩，茎中作痛；或便溺余滴，脐腹阴冷；或形容不充，肢体畏寒；或鼻气急促；或更有一切热症，皆是无根虚火，但服前汤固其根本，诸症自息，若攻其风热则误矣。

【评析】脾胃为仓廪之本，出五味，化五气，养五脏，故脾胃虚，则五味不化而气血不生。神行于脉，脉为心所主，故心为君主之官，神明出也，其受气于脾，传之于肺而舍于肝。故脾胃不足，则心无所受，而神思倦怠，李东垣所谓脾胃不足，心火乘其土位，再经外邪扰心则昏聩不识。即如此案，先经劳役伤脾，再经饮食不节而伤胃，故脾胃俱病。李东垣云："形体劳役则伤脾……饮食不节则胃病。"脾胃即虚则君火不明而痰湿内生，在下之相火地夹痰而上，逆犯君主之位，痰阻心包故有忽然昏聩之症。当清肝活血，则痰火自降，故灌以童便，童便善清血中之热，且能活血行血，故可其清虚热而无凝涩之弊。血中无热鼓动则血自归肝，相火也随之归位，火降则痰亦降，故能神明不扰，渐归清爽，此为治标救急之法。治本之道，当用参、芪为君，大补脾胃中元气，以滋化源；臣以归、芎行血补血，引气入血分，使气能生血；佐以玄参、柴胡、栀子清泻肝经相火，使血有所归。待其症稍安，则去其清泻之品，专用十全大补汤，两补气血，加五味、麦冬，以补心血、敛心液。

然此案不过略举一端，立斋正以此警醒后世为医者，临证当辨虚火、实火，倘若认虚为实，肆意攻伐，生死或不至于转侧，人寿亦当暗损，此则为必然。故此案之后，立斋又有苦口婆心之语，发明十全大补汤之用，已详述于《薛立斋常用方剂分析与探讨》一节，不再赘述。约而言之，脾胃不足，以至于君火不明，痰湿内生，肝之相火妄动，痰与火相合，而现种种变证，皆当以补脾胃，生气血，引浮阳为主。

案2. 光禄高署丞，脾胃素虚，因饮食劳倦，腹痛胸痞，误用大黄等药下之，谵语烦躁，头痛喘汗，吐泻频频，时或昏愦，脉大而无伦次，用六君子加炮姜四剂而安。但倦怠少食，口干发热，六脉浮数。欲用泻火之药，余曰：不时发热，是无火也；脉浮大，是血虚也；脉虚浮，是气虚也。此因胃虚五脏亏损，虚症发见。服补胃之剂，诸症悉退。

【评析】素体脾胃虚弱，又因饮食伤胃，劳倦伤脾，脾病则饮食不化而腹疼，胃病则气不下行而胸痞，当用补脾胃药，略佐行气药，如异功散加木香之类。医者不察脾胃之虚，以为食积所致，而用寒凉攻夺之品，以致脾胃受损，阴寒凝聚，心阳上浮不能下行。心阳上浮则上灼肺金而头痛喘汗；心阳不能秘藏于肾，而浮越于外，故谵语烦躁，脉大无伦；胃寒则不食而呕吐，脾寒则不化而泄泻；脾胃虚寒，心君无以受气，故时或昏愦。故当温中祛寒，治以六君加炮姜，中温则胃气降而心阳随之下行，神思自清。然虚火虽降，胃气未充，气血未复，故倦怠少食，口干发热，脉浮大数而虚，此正李东垣所云脾胃不足，阴火乘之之证，故当用补中益气汤补脾胃善后，以竟其功。

案3. 大尹徐克明，因饮食失宜，日晡发热，口干体倦，小便赤涩，两腿酸痛，余用补中益气汤治之。彼知医，自用四物、黄柏、知母之剂，反头眩目赤，耳鸣唇燥，寒热痰涌，大便热痛，小便赤涩；又用四物、芩、连、枳实之类，胸膈痞满，饮食少思，汗出如水；再用二陈、芩、连、黄柏、知母、麦门、五味，言语谵妄，两手举拂。屡治反甚，复求余，用参、芪各五钱，归、术各三钱，远志、茯神、酸枣仁、炙草各一钱，服之熟睡良久，四剂稍安；又用八珍汤调补而愈。夫阴虚乃脾虚也，脾为至阴，因脾虚而致前症，盖脾禀于胃，故用甘温之剂以生发胃中元气，而除大热。胡乃反用苦寒，复伤脾血耶？若前症果属肾经阴虚，亦因肾经阳虚不能生阴耳。经云：无阳则阴无以生，无阴则阳无以化。又云：虚则补其母，当用补中益气、六味地黄以补其母，尤不宜用苦寒之药。世以脾虚误为肾虚，辄用黄柏、知母之类，反伤胃中生气，害人多矣。大凡足三阴虚，多因饮食劳役，以致肾不能生肝，肝不能生火而害脾土，不能滋化，但补脾土，则金旺水生，木得平而自相生矣。

【评析】东垣云："饮食不节则胃病，胃病则气短精神少而生大热。"此案初起，饮食伤胃，胃伤则气滞胃中，至日晡时分阳气入里，因胃气无力下行而停聚胃中致有口干、体倦、潮热之症；脾受气于胃，主为胃行津液，又主升清阳，故胃伤则脾无所受，水湿不化，阳气郁而不升，湿阻热郁，煎熬精髓，故见小便赤涩，两腿酸痛之症。东垣云："脾病则下流乘肾，土克水，则骨乏无力，是为骨蚀，令人骨髓空虚，足不能履地，是阴气重叠，此阴盛阳虚之证。"故当用东垣补中益气汤治之，从权而少佐泽泻清利湿热、黄柏坚阴。此中道理甚微，常人难解，故为徐氏见弃，自给一派寒凉阴药，胶固其下流之湿热，重损其不足之胃阳。初则用四物合知、柏，知、柏寒凉，复损脾肾之阳，以致阳气愈陷愈深；四物滋润寒凉，血分凝滞且增胃中之湿。阳气闭郁下焦，积而成热，热扰肝经则头眩目赤，扰肾则耳鸣，乘于大肠则大便热痛而唇燥，乘于膀胱则小便赤涩；不知自误，更以芩、连直损胃阳而饮食少思，枳实消磨胃气而胃气不降，浊气填塞上焦而胸膈痞闷，脾虚不能固津而汗出如水；至此尤不知悔改，竟芩、连、知、柏同用，以致阳气消散殆尽无以养神，故言语谵妄，两手拂举。病至此，气已将脱，故立斋以大剂参、芪，补助脾胃中生发之气；臣以白术健脾固气，当归行血摄血；佐以茯苓、远志、枣仁安神益志，且可助心阳下行交于肾，此归脾汤之变法也，故阳气固而下行，故服药则熟睡良久。待其诸症稍安，更以八珍汤补气生血而安。此案本非险证，然辗转误治，几至于损命，设非东垣立法于前，立斋继之以后，亘古以来多少人将死于无辜也！

脾禀气于胃，故胃虚则脾虚，而立斋以脾虚为阴虚，因脾藏营主运化，水谷化而随营气注于脉中，乃能化血生精，故脾为一身阴气之源。是治阴血不足，当看其胃气之有无，若胃气不充，饮食少纳，神疲气怯，则当补气以生血，如补中、归脾之类；若胃气充足，食纳健旺，精神有余，则直补其血可也，如六味地黄、四物之类。

案 4. 一男子，每遇劳役，食少胸痞，发热头痛，吐痰作渴，脉浮大。余曰：此脾胃血虚病也，脾属土，为至阴而生血，故曰阴虚。彼不信，服二陈、黄连、枳实、厚朴之类，诸症益甚；又服四物、黄柏、知母、麦门，更腹痛作呕，脉洪数而无伦次。余先用六君加炮姜，痛呕渐愈；又用补中益气痊愈。

【评析】诸症因劳而发，可知其证为中虚不足。食少者，胃虚不纳也；胸痞者，胃虚不降也；发热头痛者，营血虚而阳气下陷也，仲景云阳陷于阴则发热，东垣云心火乘其脾胃也；吐痰者，脾虚不运也；口渴者，脾虚而津液不能上承也；脉体浮大，按之不足者，阴不敛阳，营血虚也。故当以补中益气汤加半夏、陈皮治之。病者限于所识，难明其中奥理，而用理气之品重虚胃气，故诸症益甚；又用寒凉之品，更虚胃阳，以致阴寒内踞，故腹痛作呕；脉洪数无伦者，胃中寒凉，阻隔心火浮越于上也。故先用六君加炮姜以理中焦之阳，阳复则痛呕除；继用甘温之剂，生发胃中阳气，胃中阳长，则水谷之精微自化，而血化有源，所谓补气以生血也。

案 5. 秀才刘贯卿，劳役失宜，饮食失节，肢体倦怠，发热作渴，头痛恶寒，误用人参败毒散，痰喘昏愦，扬手掷足，胸间发斑，如蚊所呐。余用补中益气加姜、桂、麦门、五味，补之而愈。

【评析】饮食劳役则伤脾胃，脾胃不能灌溉四旁，故肢体倦怠；脾胃不足则血气不生，无力撑举上焦，而心火内陷脾胃，故口干发热；金受气于土，是土衰则肺金亦虚，肺虚则不能输阳于表，故有头痛恶寒。医者不识此证全因中虚，而以外感表药败毒散发之，是更损其胸中之阳、脾中之血。胸阳不振，阴血不滋，故肝之相火偕痰上攻心君，此君火不明于上，相火失位于下也，故见痰喘昏愦，扬手掷足，胸间发斑之症。是以补中之甘温生发胃中阳气，加姜、附以回阳，加五味、麦冬以肃肺，胃复则生化有源，阳回则神明自出，肺肃则肝逆自平，标本兼得，故能调理而愈。

案 6. 黄武选，饮食劳倦，发热恶寒，或用解表之药益甚，再剂昏愦，胸发黑斑。脉洪数而无力，余欲用补中益气之剂，不从而殁。

【评析】此案同于上，立斋正以此警醒后世之学者，虚以实治，动辄使人生死转侧，可不慎乎！

案7. 一儒者，素勤苦，因饮食失节，大便下血，或赤或黯，半载之后，非便血则盗汗，非恶寒则发热，血汗二药用之无效，六脉浮大，心脾则涩，此思伤心脾，不能摄血归源，血即汗，汗即血。其色赤黯，便血盗汗，皆火之升降微甚耳；恶寒发热，气血俱虚也。乃午前用补中益气汤以补脾肺之源，举下陷之气，午后用归脾加麦门、五味以补心脾之血，收耗散之液，不两月而诸症悉愈。

【评析】脾胃虚无以撑举心肺之气，则心肺之气，势必内陷。心火内堕则不主于脉，血气流溢；肺金内陷则不主于气，气机壅滞。血气流溢于脉外，故有便血、吐血；气机壅滞于胸中，阳气不舒则恶寒发热。儒者勤苦，心脾先伤，复经饮食伤胃，以至于心火下陷，而不能主脉，血气因而流溢于脉外，而有便血之症。久不得解，则脾愈虚而不能生血，以致心气愈虚，心虚不能主血，则血或从下脱或从外溢，故其非便血则为盗汗，以血汗同源，汗为心液也。

故午前因人身阳气上升而用补中益气汤，益胃气，举元气；午后因阴气之升而用归脾汤加麦冬、五味，补脾气，生营气，敛津液，生阴血。其理观乎天地之道可明，地气上为云，天气下为雨，云者蒸腾之水气也，故能聚而为云；雨者水气集而为液也，故能下而为雨。以人而言，地气之升者血中之气升，天气之降者气聚而成血，气中之血降。故用补中以升血中之气，归脾加麦冬、五味以敛气聚液，以化为血，是立斋云皆火之升降微甚。

案8. 癸卯春人日，余在下堡顾氏会间，有儒者许梅村云：余亲马生者，发热烦渴，时或头痛，昨服发散药，反加喘急腹痛，其汗如水，昼夜谵语。余意此劳伤元气，误汗所致，其腹必喜手按。许往询之，果然。遂与十全大补加附子一钱，服之熟睡，唤而不醒，举家惊惶。及觉，诸症顿退，再剂而痊。凡人饮食劳役起居失宜，见一切火症，悉属内真寒而外假热，故肚腹喜暖，口畏冷物，此乃形气、病气俱属不足，法当纯补元气为善。

【评析】发热烦渴，时或头痛，状似外感，然服发散药病不减反增，复见喘急，腹痛，其汗如水，昼夜谵语之症。乍看似为阳明里实，然在气之白虎，必不兼腹痛谵语，在腑之承气，必不可大汗淋漓，且实证之腹痛必不喜按。故此处之"发热烦渴，时或头痛"，当为脾肺不足，虚阳上浮，故经发散而阳气更伤而腹痛喘急，气不养神而昏聩谵语，是立斋断其为"劳伤元气，误汗所致"，其理可参本卷之首"进士王汝和"一案。故以十全大补汤大补气血，引浮阳，加附子暖下通阳以逐寒，阳通则疲极之神能入于阴，故能熟睡良久。

案 9. 一儒者，日晡两目紧涩不能瞻视，此元气下陷，用补中益气倍加参、芪，数剂痊愈。

【评析】五脏之精气皆上注于目，故不能瞻视者，因在下之精气不能上朝于目也。然他时无碍，但发于日晡者，以日晡为阳明胃家所主，故知胃气虚不能下行，清阳郁陷于胃中，不能入里而逆于上也。故用补中益气汤倍加参、芪以生发胃气，胃气充则下行，阳自不郁，其中柴胡、升麻兼散阴火，阴火散则目自明。此理同于胃虚气陷，以致日晡潮热作渴，若不辨虚热、实热，而行清散攻夺之法，后果堪忧！

何绍奇先生在其《读书析疑与临证得失》中有一案，也颇具参考意义，录之以供同好：20 余年前，有工人张某携女求诊于何绍奇先生，张某于偶然间发现其女左眼珠上有一芝麻大小之凹陷，不知何病。绍奇先生观之，乃角膜溃疡。然其时绍奇先生素无经验，以此见辞，又碍于面子，乃勉力开出一清热解毒方，杂以眼科套药菊花、蒙花之类，服数剂，无寸效。其人延眼科王汝顺诊治，王为其处补中益气汤十剂。其时绍奇先生年轻气盛，想溃疡为炎症所致，安可用补？颇不以为然。不意服完十剂药后，溃疡竟愈。乃俯首心折求教于王先生，王曰：溃疡云云，我所不知，我但知"陷者升之"四字。

案 10. 一男子，患症同前，服黄柏、知母之类，目疾益甚，更加便血。此脾气虚不能统血，肝气虚不能藏血，用补中益气、六味地黄以补肝脾生肾水，诸症渐愈。

【评析】本为气虚而阴火内陷，当温补元气，却误认为肝经有火而投知、柏之类。知、柏泻中伐肝，胃气更伤则阳气愈陷，故目疾益甚，脾为寒凝则营气不出，不能统血；肝体阴而用阳，体阴主藏血，用阳主气升，今阳用本不足，又遭寒凉克伐，故肝中之血不能随阳气而上升，周流于全身，反从下泄，发为便血。故当用补中益气汤加炮姜，温中补气，待胃气复则再加用六味地黄汤，补肝生血。此案同于前，然立斋尤恐后之来者漫不经心，故苦口更言误用寒凉之害。

案 11. 一男子，饮食劳倦，而发寒热，右手麻木，或误以为疔毒，敷服皆寒

凉败毒，肿胀重坠，面色萎黄，肢体倦怠，六脉浮大，按之如无，此脾胃之气虚
也。询之果是销银匠，因热手入水梅银，寒凝隧道，前药益伤元气故耳。遂用补
中益气汤，及温和之药煎汤渍手而愈。

【评析】饮食伤胃，劳倦伤脾，化源既亏，气血遂虚，故至肺气不充而生寒
热，气血不荣而生麻木。不知其为内伤中虚，反用寒凉败毒之品内服外敷，重伤
其生发之阳气，故气血凝涩而生肿胀，阴气盛大而生重坠，胃气被劫以致面色萎
黄、肢体倦怠，阴寒格阳外出，而至六脉浮大中空、按之如无。故当用补中益气
加姜、附内服以破寒回阳，外以姜、附、吴萸、川椒、酒之类外洗以温经活血。

案12.　一儒者，修左足伤其大指甲少许，不见血，不作痛，形体如故。后因
饮食劳倦，足重坠微肿痛，或昼睡或夜寐，其足如故，误服败毒之剂，寒热肿
痛。盖脾起于大指，此是脾气虚弱下陷，用十全大补汤而愈。

【评析】本为微不足道之小伤，然因脾胃之虚，气遂下陷，郁于下焦不得
出，以至于足重微肿。病者不知其为中虚，而服用寒凉败毒之类，使虚馁之胃气
更伤，坠下之阳气更降。阳陷不返，故肿痛有加；肺失脾养，故外生寒热。是当
以八珍汤气血双补，加肉桂、黄芪从阴分提出下陷之阳气，阳气上行则在下之湿
肿自化。《古今医案按》中周慎斋有案可与此案相互发明，录之以供参考：慎斋
治一人，自汗足冷，不能行动，尺脉沉大。此脾气下陷也，故肺失养而汗出。足
乃脾、肾经行之地，脾阳不舒，肾气亦郁，所以冷也。以启脾养肺为本，温肾为
标，用参、芪、山药，补脾阴固表扶肺，稍加肉桂温之而愈。

案13.　余素性爱坐观书，久则倦怠，必服补中益气加麦门、五味、酒炒黑黄
柏少许，方觉精神清妥，否则夜间少寐，足内酸热，若再良久不寐，腿内亦然，
且兼腿内筋似有抽缩意，致两腿左右频移，展转不安，必至倦极方寐，此劳伤元
气，阴火乘虚下注。丁酉五十一岁，齿缝中有如物塞，作胀不安，甚则口舌有疮
然，日晡益甚，若睡良久，或服前药始安。至辛丑时五十有五，昼间齿缝中作
胀，服补中益气一剂，夜间得寐。至壬寅有内艰之变，日间虽服前剂，夜间齿缝
亦胀，每至午前诸齿并肢体方得稍健，午后仍胀，观此可知，血气日衰，治法
不同。

【评析】劳神之人，心血暗耗，及至倦怠，脾气伤也。故当用补中益气汤生

发胃中元气，以充脾肺，加五味、麦冬收敛心阴，少佐黄柏以镇阴火。若药不及此，则见夜间少寐，辗转不安，足腿酸热等症，此正东垣所谓"骨蚀"之轻者。东垣云："脾病则下流乘肾，土克水则骨乏无力，是为骨蚀，令人骨髓空虚，足不能履地。"约而言之，脾病则不能生血，无血则不能生精，无精则不能生髓。立斋自云："血者水谷之精气也，和调五脏，洒陈六腑，在男子则化为精，在妇人则上为乳汁，下为月水。"此时服药，不过偶尔为之。

然男子至七八，肾气衰于下，胃气衰于上，故湿气下流于肾，阴火上乘于脾，以至于精血不生，骨髓空虚，阴火鼓动其间，故牙齿作胀，甚则口舌生疮，故当常用前药始安。及至八八，精血渐枯，肝无所藏，筋无以润，肝之相火时欲上窜，虽有妙药，也仅能借天时之阳气，得半日之身安。原因无他，血气日衰也！

脾胃亏损心腹作痛等症

案1. 唐仪部胸内作痛，月余腹亦痛，左关弦长，右关弦紧，此脾虚肝邪所乘，以补中益气加半夏、木香二剂而愈，又用六君子汤二剂而安。此面色黄中见青。

【评析】肝应弦，脾应缓。仲景云："单弦为饮，双弦为寒。"故左关弦长者，木气实，肝有余也；右关弦紧者，中气虚寒，为肝所乘也。肝经贯膈注肺，故起初胸疼者，肝经自病也；久则腹亦痛者，肝病乘脾也。肝病乘脾，当先实脾，故君以参、术、芪、草以补气实脾，脾实则肝木不能犯，且黄芪具升发之性，合当归以柔肝生血，合升麻、柴胡、木香，以疏肝解郁，郁解则腹痛自愈；佐以半夏、陈皮降气和胃，胃气降则木自平而胸痛自解也。后以六君者，因肝木已疏，不需再用升散之品，和其胃以善后即可。

案2. 仪部李北川，常患腹痛，每治以补中益气加山栀即愈。一日因怒，肚腹作痛，胸胁作胀，呕吐不食，肝脉弦紧，此脾气虚弱，肝火所乘，仍用前汤吞左金丸，一服而愈。此面色黄中见青兼赤。

【评析】天地者，万物之上下；左右者，阴阳之道路；水火者，阴阳之征兆。是地中之水从左升而化为云，天上之云从右降而化为雨，天地气交，氤氲化育，万物乃生，此为天地之道。若以人论之，则心在上而肾在下，成水火不相涉之局，故必经金木之交互而相聚，然肺金之降必赖胃气之行，肝木之达必借脾土之升。故脾虚失运则肝木不升，不升则郁，郁则木不能生火而害土。如此案，李某素日常病腹痛，屡以补中益气加山栀获愈，是知其体，脾气常不足，以致肝木不能升，郁而化火，克害脾土，故治以补中益气汤加栀子，运脾则木自升，兼清郁热则病自解。后因怒激动肝火，以至于木亢而乘脾害胃，故胸胁胀满（肝经自病），肚腹作痛（乘脾），呕吐不食（害胃），故仍用前药以治本，更加黄连清上犯之火，经吴萸破结降气引入肝经，则亢木得解，诸症得愈。

又，以上两案，皆面色黄中带青，此为脾虚木乘，然上案不兼面赤，故纯为脾虚肝郁，而本案则兼面赤，为脾虚而肝郁化热，故有栀子、左金之用。

案3. 太守朱阳山，因怒腹痛作泻，或两胁作胀，或胸乳作痛，或寒热往来，或小便不利，饮食不入，呕吐痰涎，神思不清，此肝木乘脾土。用小柴胡加山栀、炮姜、茯苓、陈皮、制黄连，一剂而愈（制黄连即黄连、吴茱萸等分，用热水拌湿罨二三日，同炒焦，取连用，后仿此）。

【评析】 怒激相火，肝木亢进，克脾害胃，上犯心君。乘脾则水谷不化，精气不升，反从下泄，故腹痛泄泻；犯胃则胃不受纳，气反上行，故呕吐不食；相火亢盛，乘于君位，故心君不明，神思不清。至于两胁作胀、胸乳作痛、小便不利，无非肝经自病，木郁不疏之故；寒热往来者，肝病及胆，胆腑不明，中正失司也。故用小柴胡汤扶土疏木，从胆泻肝，肝泻则不能克犯脾胃；加栀子清郁发之肝火、黄连清越位之相火，火清则君火自明；加炮姜、茯苓、陈皮以暖中、和胃、降气，则肝逆之气自平，本经之病自除。

案4. 阳山之内，素善怒，胸膈不利，吐痰甚多，吞酸嗳腐，饮食少思，手足发热，十余年矣。所服非芩、连、枳实，必槟、苏、厚朴。左关弦洪，右关弦数。此属肝火血燥，木乘土位。朝用六味地黄丸以滋养肝木，夕用六君加当归、芍药以调补脾土，不月而愈。癸卯夏患背疽，证属虚寒，用大温补之药而愈。乙巳夏，因大怒，吞酸嗳腐，胸腹胀满。余以他往旬日，或用二陈、石膏治之，吐涎如涌，外热如灼，将用滚痰丸下之，余到诊之，脉洪大按之如无。余曰：此乃脾胃亏损而发热，脾弱而涎泛出也。余用六君加姜桂一钟即睡，觉而诸症如失，又数剂而康。

【评析】怒则伤肝，火从木起，阳气内郁，阴血暗耗，久则成虚。肝木横行，故胸膈不利；肝木克脾，脾不运则痰生；犯胃则胃气不下行而饮食停滞，吞酸嗳腐，饮食少思；木郁土中，久而化热，热郁脾土，因脾主四肢，故手足发热。医不知标本，乱投理气、清火、祛痰之药，或可得一时之效，然终究有穷兵黩武之患。其左关弦洪者，肝经血虚有热也；右关弦数者，肝经偕火乘克脾胃。然此非实火，乃血燥之虚火，故润其木则肝自平，补其脾则血自生。是晨起阳升，则用六味地黄丸滋水涵木，以防其过亢；暮则阴降，用六君和胃降气，加归、芍柔肝生血，气降肝柔则血自归肝。立斋用药皆顺人之天然本能，故用药虽平淡，却易为力，此正立斋之心法所在。

又，论病首当观其形体的盛衰，以辨体质的强弱；次当详审过往的病情及性情的好恶，以了解体质中偏病的地方；最后，当详细询问患者的症状，这样才会对病情有个比较完整的了解。即如此案，癸卯年夏，阳气发露之时，却发疽于背上，故可知其素体中虚，阳气不能乘时而升，郁于背中肌肉所致也。因背督一身之阳，故也最易为阳气所郁，是以大温中药治之而安。及至乙巳夏，阳气发露于外，中气本虚，又因怒动肝，乘犯脾胃，故见吞酸嗳腐，胸腹胀满之症，当以六君之类治之。粗工汹汹，不审原委，以为郁火夹痰上犯，而投以清热降气化痰之药，消夺胃阳，以致阴寒逼阳外出，而有吐涎如涌，外热如灼之症，故用六君加干姜、肉桂，回其中阳，补其胃气，降其逆气，则诸症自平。

案5. 儒者沈尼文，内停饮食，外感风寒，头痛发热，恶心腹痛，就治敝止。余用人参养胃加芎、芷、曲蘗、香附、桔梗一剂而愈。次日抵家，前病仍作，腹痛请治。以手重按，痛即止。此客寒乘虚而作也，乃以香砂六君加木香、炮姜，服之睡，觉痛减六七，去二香再服，饮食少进，又加黄芪、当归，少佐升麻而愈。

【评析】外感风寒，内停饮食，当表里双解。故立斋以人参养胃汤加减，人参养胃汤由平胃散与二陈汤合方，即平陈汤加草果、藿香、人参而成。其中平陈汤燥脾运湿，和胃下气；合草果、藿香芳香化湿，开胃行气；人参则为脾胃耗散之资，诸药相合则脾胃健运，寒湿去而三焦通，故人参养胃汤主治寒湿停滞之饮食不化、疟疾寒热等症。然本案内有寒湿，外受风寒，单藿香一味则宣散之力不足，故立斋加川芎、白芷辛宣芳化，佐以桔梗开肺，以解在表之风寒；加香附行三焦之气，气行则湿自化；略佐曲糵消食。标本兼治，算无遗漏，故可一剂痛止。然次日到家而病复作者，以前病初愈，脾胃尚虚，又为客寒所乘也。其腹痛重按则止，即为胃虚之明证。故初用香砂六君汤加木香、炮姜治之，其中六君加炮姜暖中、补虚、和胃，砂仁、木香以升降气机，略佐藿香驱湿止呕。待一服少安，故去木香、藿香之耗气，专事温中补胃，是以饮食少进，胃纳稍可。胃纳稍可，则又加黄芪、当归、升麻以补脾升气，托邪外出而病愈。

案6. 府庠徐道夫母，胃脘当心痛剧，右寸关俱无，左虽有，微而似绝，手足厥冷，病势危笃，察其色，眼胞上下青黯，此脾虚肝木所胜。用参、术、茯苓、陈皮、甘草补其中气，用木香和胃气以行肝气；用吴茱萸散脾胃之寒，止心腹之痛。急与一剂，俟滚先服，煎熟再进。诸病悉愈。向使泥其痛无补法，而反用攻伐之药，祸不旋踵。

【评析】此案论理清楚，故不必蛇足。观此案，则可知立斋之时，举世皆以痛为实证而不可补，当变通看之。考，张仲景大建中汤，治"心胸中大寒痛，呕不能饮食，腹中寒"之证，其中非但有人参，且有胶泥之饴糖，更可佐证立斋之说，非为师心自用，前圣早有发明也。另，此处所见之证，与《伤寒论》中治内有久寒，手足逆冷，脉细欲绝之当归四逆加吴茱萸生姜汤证相类，然彼为寒凝于中，此为中气虚寒。故此案但补气温中则可，彼则以行气开结为主，两者不可混淆，此又不得不知也。

案7. 一妇人怀抱郁结，不时心腹作痛，年余不愈，诸药不应，余用归脾加炒山栀而愈。

【评析】立斋每以归脾汤治肝脾郁结之证，初甚不解，后则明悟。以肝藏血而脾生血，故脾不能生血，则肝自无所藏；又，肝主升气，却赖为脾转输，故脾不升清则肝木郁滞。是忧思太过则气结于脾，脾不能运，肝木不升，转而内攻，故腹中作疼，是时处补中益气，运其脾，升其气则郁必自解而愈。不然，气结既久则脾困不运而不生血，气郁不升则肝郁化热而不藏血，血气即亏，心无所受，故病心悸、心痛之病。是治以归脾汤合炒栀子，以参、芪、术、草之甘温生发脾胃中元气为君，臣以龙眼、当归以生心血，佐以茯苓、枣仁、远志以安神定志，合以栀子清泻肝经郁火，使以木香运脾升气。补脾升气则气自不结，安神定志则心地开明。心地开明，则忧愁自解而经脉通，以神行脉中；脾气健运，则清阳上行而血气自生；郁火清，则肝经不热而血自归根。可谓标本之治，岂非大妙之法！

脾肾虚寒阳气脱陷等症

案1. 谭侍御，但头痛即吐清水，不拘冬夏，吃姜便止，已三年矣。余作中气虚寒，用六君加当归、黄芪、木香、炮姜而瘥。

【评析】《素问·举痛论》言痛证之因有二：客于脉外则血少；客于脉中则气不通。此以实邪为论，然推其理而广其意，则可知痛证虽多，无非经脉不荣或者经脉不通两种。此案但头痛即吐清水，故可知中气虚寒，阻塞气机上行，以致营血不荣于上，水饮停积于中，相引作病也。是不拘冬夏，服姜即愈，以姜能温中化饮，通行经脉之故。故立斋以中气虚寒治，处以六君加炮姜暖中补胃则痰饮自除，加黄芪、当归以补气和营，略用木香以运脾升清，如此营血上行而头痛自消。《素问·通评虚实论》云："九窍不利，肠胃之所生也。"

案2. 一儒者，四时喜极热饮食，或吞酸嗳腐，或大便不实，足指缝湿痒。此脾气虚寒下陷，用六君加姜、桂治之而愈。稍为失宜，诸疾仍作。用前药加附子钱许，数剂不再发。

【评析】喜极热饮食者，中气虚寒也；吞酸嗳腐者，胃中无阳以化，阳气不能伸展，肝郁作酸也；大便不实者，脾阳虚而水湿不化也；足趾缝湿痒者，脾气虚寒则津液不行而化为湿饮，寒湿下流乘肾，肾气失于固秘，为寒湿所浸也。是故立斋以六君汤健脾和胃；加姜以暖中，以绝湿化之源；加肉桂以暖下补命门，命门生脾土则清气上行，湿邪自不下流。然稍为失宜，诸疾仍作者，以前药养脏腑不及经络，但扶正气不及驱邪也，故以前药加附子行经，逐经络之邪气，而病不复作。

案 3. 一男子，形体倦怠，饮食适可，足指缝湿痒，行坐久则重坠，此脾胃气虚而下陷。用补中益气加茯苓、半夏而愈。

【评析】此案与上案相类，然其治法不同，因上案为寒湿困阻中焦，脾胃俱病，以至于清阳不升，湿邪下流，是当戒温润滞腻而力用刚燥开破之药；而本案则因其饮食适可，故知为脾病而胃不病。脾虚湿流，清阳不升，故而表气不充，形体倦怠，行坐久则重坠。李东垣云："脾病则怠惰嗜卧，四肢不收，大便泻泄。"然大便泄泻非为必然，因脾虚下注，流向不一，下注肠间则泄泻，注于膀胱则小便涩滞，流于阴器则为阴痿湿痒，流于两足则趾缝湿痒。故用补中益气升举在下之清气，加茯苓、半夏以和胃燥湿，则诸症自去，而不必分别刚柔也。

案 4. 一男子，食少胸满，手足逆冷，饮食畏寒，发热吐痰，时欲作呕，自用清气化痰及二陈、枳实之类，胸腹膨胀，呕吐痰食，小便淋漓，又用四苓、连、柏、知母、车前，小便不利，诸病益甚。余曰：此脾胃虚寒无火之症，故食入不消而反出。遂用八味丸补火以生土，用补中益气加姜、桂培养中宫，生发阳气寻愈。

【评析】食少、饮食畏寒者，因胃中无阳，无以腐熟水谷也；手足逆冷者，因脾中无阳无以灌溉四肢也；胸满者，因胃中无阳，浊阴不能随胃气下行，填塞上焦也；发热者，为阴寒中阻，阳为阴郁也；吐痰作呕者，因胃中水饮不化而上逆也。明明脾胃虚寒之证，漠然不识，却单执发热吐痰，以为痰热阻隔，清道不通，阳郁发热，而用清气化痰之药，可谓自误不浅！故服清气化痰之类，则胃阳更损而见胸腹膨胀，呕吐痰食；脾气愈亏，湿邪浸淫而见小便淋漓等症。其不悟《内经》"中气不足，溲便为之变"之理，而更以淡渗之品劫阴伤肾，寒凉之品败胃伤阳，以致肾虚不能温煦膀胱而小便不利，诸病益甚。此时为先后天俱馁，故立斋以八味丸温肾补命门，肾中温煦则膀胱化气而小便利，命火生脾则饮食消而水谷化；更用补中益气汤加姜、桂，生发元气，温中暖上，阳气宣通，胃气下行，则阴浊自化，胀闷消而痰呕止。

案 5. 一男子，每劳肢体时痛，或用清痰理气之剂，不劳常痛，加以导湿，臂痛漫肿，形体倦怠，内热盗汗，脉浮大按之微细，此阳气虚寒，用补中益气加附子一钱、人参五钱，肿痛悉愈，又以十全大补百余剂而康。彼计服过人参一十三斤，姜、附各斤余。

【评析】脾为生血之源，故劳则肢体痛者，脾虚血气不荣也。然不知其为脾虚，反作热痰阻络治，而用清痰理气之品，如指迷茯苓丸等，更伤胃阳，以致中气虚寒，寒邪凝经，故不劳常痛；不知其为脾胃虚寒，阳不健运，而以为湿邪凝经，更加淡渗导湿之品，再伤肾阳，以致阴寒内踞，阳气外浮，故而脉浮大，按之微细。其形体倦怠者，阳气虚少也；内热盗汗者，为阳气外浮不能入里，阴不守于脏腑也；臂痛漫肿者，为寒邪凝经与经中之阳相搏也，《素问·举痛论》云："寒气稽留，灵气从上，则脉充大而血气乱，故痛甚不可按也。"故以补中益气汤生发胃中元气，重用人参以安五脏，加附子以逐经中稽留之寒邪，而肿痛全消。后更用十全大补汤补气生血，引浮阳下行，气血日生，阳气固秘则病自愈。

案6. 大雅云：家母，年四十有二，嘉靖壬寅七月，患脾虚中满，痰嗽发热，又因湿面冷茶，吞酸呕吐绝食，误服芩、连、青皮等药，益加寒热，口干流涎不收，且作渴，闻食则呕数日矣。迎先生视之曰：脾主涎，此脾虚不能约制，故涎自出也，欲用人参安胃散。惑于众论，以为胃经实火宿食，治之病日增剧，忽思冬瓜，食如指甲一块，顿发呕吐酸水不止，仍服前药愈剧，复邀先生视之，则神脱脉绝濒死矣，惟目睛尚动，先生曰：寒淫于内，治以辛热，然药不能下矣，急用盐附子炒热熨脐腹，以散寒回阳；又以口气补接母口之气；又以附子作饼，热贴脐间，时许神气少苏，以参、术、附子为末，仍以是药加陈皮煎膏为丸如粟米大，入五七粒于口，随津液咽下，即不呕，二日后加至十余粒，诸病少退，甘涎不止，五日后渐服煎剂一二匙，胃气少复，乃思粥饮，后投以参、术等药温补脾胃，五十余剂而愈。大雅敢述病状之奇，用药之神，术附卷末。一以见感恩之意，一以示后之患者，当取法于此云尔。府学晚生长洲镬潭沈大雅顿首拜书。

【评析】本脾虚不运，又伤于湿冷，更误服寒凉败胃之品，以至于脾胃虚寒。是脾不能上输津液，则口干作渴；脾不能制约水液，则口角流涎；闻食则呕，胃无阳化也；寒热益加者，虚热上浮也。是立斋处以人参安胃散，补土伏火，略用苦寒以祛浮热，病当自去。然病家以不食吞酸为宿食有火，故服用消导清热之品，以至于愈治愈重，渐致胃中无阳，立有殒命之危。故立斋急以盐附子炒热熨脐腹，入肾以祛下焦之寒，恐其宅中之微阳为寒所逼，顷刻而出也；以口气补母口之气，同气相求相濡，恐其阳不接续也；又以附子做饼热贴肚脐，以脐内为先天所寄，生身之处也；神气少苏，则以参术固中，附子破寒，少佐陈皮行气，数味相合，浓煎熬膏，少少以进，以其胃虚不纳，故当随其胃阳之复，渐渐多服，而终至康复。

　　丹溪之学，为学者所宗，然有不善学者，但见其寒凉滋阴，以为有得，故致寒凉流行，脾胃败伤。立斋见于此，先于《明医杂著》微议于前，张景岳、李士材等立论于后，皆为立斋之余续也。

命门火衰不能生土等症

　　案 1. 廷评张汝翰，胸膈作痞，饮食难化，服枳术丸，久而形体消瘦，发热口干，脉浮大而微，用补中益气加姜、桂，诸症悉退。惟见脾胃虚寒，遂用八味丸补命门火，不月而饮食进，三月而形体充。此症若不用前丸，多变腹胀喘促，腿足浮肿，小便淋沥等症，急用济生加减肾气丸，亦有得生者。

　　【评析】胸膈作痞，饮食难化，似是胃气不足，不能下行，故用枳术丸健脾行气。然久服病不解，反见形体消瘦，可知非为胃气不足，而为脾阳不足无力运化水谷，故精血不生，肌肤失养；其脉浮大而微，正可知其脾胃虚寒，阳气外浮；脾胃虚寒则上焦无所受气，而为浊阴盘踞，故饮食不进，胸膈作痞，周慎斋云"凡胸前作胀疼者，皆阳气不达于胸，阴气填塞故也，盖阳主畅达，阴则凝滞"；阴寒格拒，阳气外浮，故发热口干。故单用健脾行气之白术、荷叶、枳壳，而无温阳补气之品，则三药虽平却有耗气之嫌，初因其平而不觉，久则弊病自现。当用补中益气加姜、桂，以生发中焦阳气，脾温则清升，胃暖则浊降，诸症自除。诸症悉退，而饮食不进者，以肾者胃之关，故肾阳不足，不能温煦脾胃，以至于胃关不开，饮食不纳。故用八味丸补肾阳，则饮食进而形体充，即立斋所谓命火生土之证。

　　若不知其为肾阳不足，不能温煦脾胃，以致饮食不纳，纳而不化，久久不解，则先天无所养，而肾中空虚。命火不能生脾则腹胀；肾虚气不归原则喘促；

肾虚不主水而水流溢，故腿足浮肿；肾阳虚不能温煦膀胱，膀胱不能气化，故小便淋漓。病至此则真阳离宅，顷刻间汗大出，有殒命之危，故立斋言急用济生加减肾气丸补肾温阳祛湿，亦有得生者。

案2. 一儒者，虽盛暑喜燃火，四肢常欲沸汤渍之，面赤吐痰，一似实火，吐甚宿食亦出，惟食椒姜之物方快。余谓食入反出，乃脾胃虚寒，用八味丸及十全大补加炮姜渐愈，不月平复。

【评析】盛暑喜燃火者，体肤畏寒也；四肢常欲沸汤渍者，四肢逆冷也，此为脾胃虚寒之确证，因胃主肉，脾主四肢故也。面赤吐痰者，为脾胃虚寒，心火不能下行也，故其吐甚而见宿食，可知胃中无阳，不能腐熟也。故立斋先以八味丸补肾阳，且能引虚火下行，合十全大补汤加炮姜温补脾胃气血而愈。

又，脾胃虚寒，阻隔心火与肾相交，而见四肢厥逆，口渴吐痰之症，仲景常用吴茱萸汤，如"少阴病，吐利，四肢厥冷，烦躁欲死者，吴茱萸汤主之"。然仲景所论为寒邪入里，中阻脾胃，以致心火不能下行，故当以破寒散结，以吴茱萸汤为主。而立斋所论为阳虚生内寒，肾中无阳，纯是水寒，故与下交之心火相格，以致虚火上浮，是但暖其下，则阳气自通，虚火自归。独阳不生，孤阴不生，肾水虚寒则其所藏之阴精亦伤，故不可纯用辛热之品，耗劫其阴，而当补阴和阳，如八味丸或十全大补汤，诸症自退。

案3. 一妇人，饮食无过碗许，非大便不实，必吞酸嗳腐，或用二陈、黄连，更加内热作呕。余谓：东垣先生云，邪热不杀谷，此脾胃虚弱，末传寒中。以六君加炮姜、木香，数剂胃气渐复，饮食渐进。又以补中益气加炮姜、木香、茯苓、半夏数剂痊愈。后怒饮食顿少，元气顿怯，更加发热，诚似实火，脉洪大而虚，两尺如无，用益气汤、八味丸两月，诸症悉愈。

【评析】"邪热不杀谷"先出于仲景《伤寒论》，如122条云："病人脉数。数为热，当消谷引食。而反吐者，此以发汗，令阳气微，膈气虚，脉乃数也。数为客热，不能消谷，以胃中虚冷，故吐也。"所谓"客热"者，身体中其他部分之阳气或者外界之阳邪，流入胃中，因其非胃中本来之阳气，故不能腐熟水谷，反而耗散胃气，如李东垣所谓"脾胃不足，心火乘之"，以致有困倦怠惰，口干发热等症；又如，木郁土中，郁而化热，以致有嘈杂泛酸等症。而此案，纳少而微，可知胃阳不足；胃中无阳，腐熟不及，则水谷停滞不化，久则吞酸嗳腐；胃阳不足则脾亦从之而虚，脾不能转输津液，津液下走大肠，则大便不实。故用清痰理气，更伤胃阳，以致胃腑阴寒内盛而逼阳外出，阳气外浮故有口干心烦等内热之症，阴寒在胃故饮食不化而作呕。故先用六君加炮姜、木香，暖胃运脾，胃阳复则饮食渐进；再以六君加炮姜、木香合补中益气；继以补中益气汤加茯苓、半夏、炮姜、木香，补养脾胃元气，升清降浊，则病自瘥。本为中虚不足之体，因怒动肝火，肝木偕肾水之气趁机上奔，乘土犯胃，以至于火动于上，精亏于下。故用八味丸引火归原，益气汤生发胃中元气，先天固则胃气有根，后天充则精化有源，故脉虽离根，两月而复。

案 4. 佐云：向因失足，划然有声，坐立久则左足麻木，虽夏月足寒如冰。嘉靖己亥夏月，因醉睡觉而饮水，复睡，遂觉右腹痞结，以手摩之，腹间沥漉有声，热摩则气泄而止，每每加剧，饮食稍多则作痛泻，求治于医，令服枳术丸固守勿效。甲辰岁，求治于立斋先生，诊之，喟然叹曰：此非脾胃病，乃命门火衰不能生土，土虚寒使之然也，若专主脾胃，误矣，可服八味丸则愈。予亦敬服，果验。盖八味丸有附子，医家罔敢轻用，夫附子斩关夺旗，回生起死，非良将莫能用，立斋先生今之武侯也。家贫不能报德，故序此以记治验。嘉靖甲辰十二月望后二日，杉墩介庵朱佐顿首拜书。

【评析】天地者，万物之上下；左右者，阴阳之道路也。故地中之阳从左升于天，天中之阴从右降于地，天地气交而人在其中，应之而生。故人身之阳，常从左足而升，是左足麻木，四时常冷者，为阴中无阳以升也。本为水寒木郁之体，复因饮食不节而伤胃，以致胃不顺降，枢转不利，天中之阴亦不能从右而降，不降则水谷不能化为精血，转而结聚为患。故以热摩助其阳而气散者，是知其无阳以行阴也。然医者见其饮食稍多则痛泻，以为胃气不足，而嘱以枳术丸常服，以助胃消磨行气，是只见标而不知其本也。其本在于阴分虚寒，阳气不升，故立斋以为命门火衰不能生土而用八味丸。八味丸中熟地、山萸、淮山滋肾填精；苓、泽、丹皮祛湿通阳降气，气降则结聚散而水谷化；佐以桂、附温阳通经，阴精得阳而化为气，阳气熏蒸脾胃则饮食消化，气血日生，气机升降复常则病自瘥也。

案 5. 光禄邝子泾，面白神劳，食少难化，所服皆二陈、山栀、枳实之类，形体日瘦，饮食日减。余谓此脾土虚寒之症，法当补土之母。彼不信，乃径补土，以致不起。

【评析】食少难化者，胃阳虚馁也；面白神劳者，饮食不化，气血不生，不能上荣于面也。本为阳气不足，反用清痰理气，更伤胃阳，久而伤及先天肾命，以致形体日瘦，饮食日减。故立斋以为当用八味丸，补肾精，益肾阳，肾阳充则胃关自开，饮食渐进而精血生，病当自瘥。病者不知立命之本在于先天，先天即亏，后天无根，故当补先天以生精，精生则气血生，血生则从脾，气生则从胃，日复一日，脾胃之气渐渐得复，如此，则不治病而病自愈。病者不信，专治土虚之标，用四君、枳术之类，但有补脾益气之功，而无填精补血之能，以致肾无所藏，则元气无根，终至不起。此案当与本章首案参看。

案6. 罗工部，仲夏腹恶寒而外恶热，鼻吸气而腹觉冷，体畏风而恶寒，脉大而虚微，每次进热粥瓯许，必兼食生姜瓯许，若粥离火食腹内即冷。余曰：热之不热，是无火也，当用八味丸壮火之源，以消阴翳。彼反服四物、玄参之类而殁。

【评析】仲夏阳气浮于外，阴气盛于内，若素体阳虚，则易肚腹觉寒，所谓阴盛生内寒也。如本案仲夏腹恶寒而外恶热，因阳气虚不能抵御外热而恶热，阴寒内盛而腹恶寒，其为阳虚当无疑。阳气不足则不能抵御外邪，故风、冷、热皆不能耐，阴寒内盛故吸冷风则腹冷。其脉虚大而微，因阳气极虚而浮在表也。故立斋以为当用八味丸，招摄在外之浮阳入内，阳气秘藏则阴精日化，气血日生，病当自愈也。医者但见虚浮之阳，而不察内聚之寒，以为血虚有热，而用四物、玄参之类，以致浮阳消尽，孤阴不生，终至殒命！

案7. 工部陈禅亭，发热有痰，服二陈、黄连、枳壳之类，病益甚，甲辰季冬请治，其脉左尺微细，右关浮大，重按微弱。余曰：此命门火衰，不能生土而脾病，当补火以生土，或可愈也。不悟，仍服前药，脾土愈弱，至乙巳闰正月，病已革。复邀治，右寸脉平脱，此土不能生金，生气绝于内矣，辞不治。经云：虚则补其母，实则泻其子。凡病在子，当补其母，况病在母而属不足，反泻其子，不死何俟？

【评析】立斋此案全依脉来断病，左尺微细者，肾精不足，以无阳生也；右关浮大，重按则微者，脾胃虚寒，阳浮于外也。盖阳得阴凝则实，阴得阳化则舒，故微细之脉，阴不得阳以舒张也；浮大而空，阳不得阴以成实也。是为阴精虚于下，虚阳浮于外，故立斋以为当用八味丸，引阳入阴，以求阴平阳秘。脾胃根基已露，却仍以清痰理气之品治之，消夺中阳，以致肺金不生，木无所制。至乙巳年，金气不足，厥阴风木司天，又值春季风木当令，木气大盛而败胃，胃气败绝，故不可治。

案8. 辛丑年，余在嘉兴屠渐山第，有林二守不时昏愦，请余治之，谵语不绝，脉洪大按之如无。此阳虚之症也，当用参附汤治之。有原医者杨，喜而迎曰：先得我心之同然。遂服之，即静睡，觉而进食，午后再剂，神思如故，其脉顿敛。余返后，又诈云用附子多矣。吾以黄连解之，阴仍用参附汤。窃观仲景先生治伤寒，云：桂枝下咽，阳盛乃毙；硝黄入胃，阴盛乃亡。不辨而自明矣。吾恐前言致误患者，故表而出之。

【评析】谵语昏愦，似为阳证，然阳证脉当沉实或洪大有力，今脉虽洪大，却按之如无，知为阴寒内盛，逼阳外出也。故用人参护中气，以镇将飞之阳；附子破阴寒，以挽欲散之神。阴寒破，中气立，则阳回神清而食进。其脉敛者，浮阳归于内也。

又，参附汤药虽两味，却能固后天而救先天，力能起死回生，隐含至理。此因脾胃为肾精与心神交会之所，脾气上行则肾精化气以养心神，胃气沉降则心血下行而生精，身中精气如此升降往复则生生不息，身体康健。反之，若身体中精气升降滞涩则为病也，如本案阴寒内踞下焦，故精不化气而心神失养，以致心阳不足为阴寒格拒而无力下行，故君火离位，虚浮于上，而有神昏谵语之变。此时用附子破下焦之阴寒，则阳气自不被格拒于外；以人参补胃气，胃气充实则心火借之以下行，阳气复于下而神识自清，可谓妥帖。

肾虚火不归经发热等症

案1. 大尹沈用之，不时发热，日饮冰水数碗，寒药二剂，热渴益甚，形体日瘦，尺脉洪大而数，时或无力。王太仆曰：热之不热，责其无火；寒之不寒，责其无水。又云：倏热往来，是无火也；时作时止，是无水也。法当补肾，用加减八味丸，不月而愈。

【评析】肾藏精纳气，主生长发育，温化水液。故肾虚之证有四：肾气虚、肾精虚、肾阳虚、肾阴虚。肾气虚，则肾失其封藏之能；肾精虚，则肾失其生长、孕育之职；肾阳虚，则脏腑失其温养，膀胱无以气化，水液因而流溢；肾阴虚，则五脏失其濡润，六腑因而涩滞，阳气无以相濡而妄行。即如此案，日饮冰水与寒药而热不除，只因热非从外来，实从内生，故非苦寒之药可祛，苦寒之药但能祛有形之实火，不能祛无形之虚火，故当滋其阴液，阴复则阳敛而热自去，此正阴平阳秘之旨；而形体日瘦者，因苦燥伤阴，寒则伤阳，阴血不足，周身失荣，形体无以充养而形体日削。其尺脉洪大而数，时或无力者，因寒凉伤阳，阳气郁陷阴分之证。王太仆云："寒之不寒，责其无水。"故以六味地黄丸壮水之主，略佐肉桂引火归原。

另，大队阴药略佐阳药，引浮游之火归原，前人所论已多，我师孙曼之更独出机杼，言：阴虚阳亢，阴分必有伏热，是但滋其阴则热郁不出，多致成祸，是略佐阳药以行其郁伏之阳，则无留邪之弊。

案2. 通安桥顾大有父，年七十有九，仲冬将出，小妾入房，致头痛发热，眩晕，喘急，痰涎壅盛，小便频数，口干引饮，遍舌生刺，缩敛如荔枝然，下唇黑裂，面目俱赤，烦躁不寐，或时喉间如烟火上冲，急饮凉茶少解，已滨于死。脉洪大而无伦，且有力，扪其身，烙手。此肾经虚火游行于外，投以十全大补加山茱、泽泻、丹皮、山药、麦门、五味、附子。一钟熟寐良久，脉症各减三四，再与八味丸，服之诸症悉退，后畏冷物而瘥。

【评析】五脏六腑之精，皆藏于肾，以供心神之使，精神相抱，则阴平阳秘而为平人，故心肾皆归于少阴而为君火；精神分离，则阴阳决绝而命终。故肾气常固，以守脏腑之精，而为百年之需，若任其开泄，精无所藏，则神识飞扬而早夭。本案顾大有父，年将八十，天癸早尽，精气枯竭，又逢冬季阳气沉潜，不知此时正肾气闭藏，精气内养，而强力行房而开泄肾气，以至于精气不藏而神识上越，几丧命于此，可不慎乎？

其头痛发热，眩晕，喘急者，肾气开泄，不能行纳气之职，以致气不归原，阳气逆而上行；痰涎壅盛，小便频数者，肾气开泄，不能温化津液，反化为痰饮而肆虐为患；口干引饮，遍舌生刺，下唇黑裂者，肾气开泄，膀胱不能温化，津液无以上朝；面目俱赤，烦躁不寐，或时喉间如烟火上冲者，乃阳气外越，精神分离之征。当急固其肾，回其阳，填其精，安其神。故以十全大补汤固守中焦之气血，合八味地黄汤加麦冬、五味，收引浮游之神气，固敛开泄之肾气，引浮阳归宅，故能熟睡。熟睡者，心肾相交，精神已合，故再以八味地黄丸固肾、填精、温阳而善后，并嘱其戒忌生冷之物而病愈。

案3. 下堡顾仁成，年六十有一，痢后入房，精滑自遗，二日方止。又房劳感寒，怒气遂发寒热，右胁痛连心胸，腹痞，自汗、盗汗如雨，四肢厥冷，睡中惊悸，或觉上升如浮，或觉下陷如堕，遂致废寝，或用补药二剂益甚，脉浮大洪数，按之微细，此属无火虚热，急与十全大补加山药、山茱、丹皮、附子。一剂诸症顿愈而痊。此等元气百无一二（二顾是父子也）。

【评析】天癸已竭，又值痢后伤阴，本当戒欲静养，以固肾精元气，反贪欢入房，以致肾气不固，精气外泄，精滑自遗。本已重虚而再犯房劳，肾精肾气因而竭绝，故感寒则寒邪越过少阴而直入厥阴，又经怒气动肝，因阳气无根而上浮。肝阳上浮与寒邪相搏于胁下，阴血凝涩，故发寒热且胸胁痞痛；血虚肝寒则四肢厥冷，如《伤寒论》中"手足厥寒，脉细欲绝者，当归四逆汤主之"；睡中惊悸，或觉上升如浮者，阳气腾于上也，或觉下陷如堕，阴精流于下也，此阴阳将离之证；而三阴不当有汗，汗则阳脱，是自汗、盗汗者，阳气欲脱之征，故其脉浮大洪数而按之微细。当急补中气，固肾气，以回其阳，是用十全大补汤合八味地黄汤去泽泻不用，因肾气虚而不能固藏，故不可再用泽泻渗泻肾气，如此先后天兼顾，互生互化，病愈可期。然一剂豁然，则又非素体羸弱者可以想见。

再，此病证在厥阴，却与仲景治法不同。因伤寒偏于邪实，故以开破为用；此则偏于正虚，故以扶正为用。可谓殊途同归。

案4. 一儒者，口干发热，小便频浊，大便秘结，盗汗梦遗，遂致废寝，用当归六黄汤二剂，盗汗顿止，用六味地黄丸二便调和，用十全大补汤及前丸兼服，月余悉愈。

【评析】肾藏精主水，阴液正常流通于胃肠则大便通利，肾阳温化膀胱，膀胱气化则小便畅行，故言肾司二便。此案口干发热，小便频浊，大便秘结，为肾经阴液不足，以致阳气郁陷，积而化热，随经上扰故口干；肾系膀胱，故热扰其间则尿频，膀胱气化不利则津液化湿而尿浊；阴液不足，脏腑失润，腑气流通滞涩则大便秘结；至夜则卫气入里，与郁陷之热相合，逼迫营血则盗汗，扰动肾精则遗泄。故先以当归六黄汤治之，其中生、熟地滋肾填精以治其本，当归行血且可升提，故郁陷之阳随之透出气分，气分之热经黄芪升提至表，再用黄芩清上热，黄连清中焦之热，黄柏清阴分之热，清透相合，郁积之热因之而去，故两剂而盗汗止。盗汗止则知伏热已去，当补阴佐以祛湿，阴复则胃肠润而流通，湿去则气化行而小便利，故用六味地黄丸。熟地滋肾填精，辅以山药固肾，山萸敛肾，茯苓、泽泻以降逆祛湿，丹皮以行阴分之滞，肾精充则腑自润，腑气降则便自通。更合以十全大补汤，补脾生血，血生精，精归化，则诸症自平。

案5. 州同韩用之，年四十有六，时仲夏，色欲过度，烦热作渴，饮水不绝，小便淋沥，大便秘结，唾痰如涌，面目俱赤，满舌生刺，两唇燥裂，遍身发热，或时如芒刺而无定处，两足心如烙，以冰折之作痛，脉洪而无伦，此肾阴虚，阳无所附而发于外，非火也。盖大热而甚，寒之不寒是无水也。当峻补其阴，遂以加减八味丸料一斤内肉桂一两，以水顿煎六碗，冰冷与饮，半饷已用大半，睡觉而食温粥一碗，复睡至晚，乃以前药温饮一碗，乃睡至晓，食热粥二碗，诸症悉退。翌日畏寒，足冷至膝，诸症仍至，或以为伤寒。余曰：非也，大寒而甚，热之不热，是无火也。阳气亦虚矣，急以八味丸，一剂服之稍缓，四剂诸症复退。大便至十三日不通，以猪胆导之，诸症复作，急用十全大补汤数剂方应。

【评析】男子五八肾气衰，六八阳气衰，七八天癸竭。韩用之年近六八，是肾气与阳气俱衰，又值炎夏当令，阳气外浮，正当戒欲惩心，以守阴精，阴精稳固与阳相偕，则无阳气虚亢之弊。今色欲过度，肾精大出，则阳无所附而上炎外浮，故有烦热作渴，面目俱赤，满舌生刺，两唇燥裂，遍身发热等症；肾精匮乏，六腑失润，故大便秘结，小便淋涩；肾中亏虚，温化失司，则津液不化，水泛为痰；两足心如烙者，肾中空虚，阳气内陷于阴分也；此证非实，故以冰折之则作痛。是立斋以为阴虚，而用大剂六味汤以滋其阴，降其逆，然但滋其阴则郁陷之阳不能出，故加肉桂阴中升阳。服药则安眠，可知阴阳已交，故诸症自退。

翌日畏寒，足冷至膝者，是郁陷之热已散，内无留邪，故露出阳虚之真面目也，故用八味丸，阴中求阳，滋肾化气，如此则阴阳谐和，诸症复退。至十三日，行经两周，阴精依旧未复，肠腑失润，故大便不通，导之以猪胆，无根之阳气也随之而泄，是诸症复作，急以十全大补汤托补阳气，阳气上行而病退。

案6. 举人陈履贤，色欲过度，丁酉孟冬发热无时，饮水不绝，遗精不止，小便淋沥。或用四物、芩、连之类，前症益甚，更加痰涎上涌，口舌生疮。服二陈、黄柏、知母之类，胸膈不利，饮食少思。更加枳壳、香附，肚腹作胀，大便不实，脉浮大按之微细。余朝用四君为主，佐以熟地、当归，夕用加减八味丸，更以附子唾津调搽涌泉穴，渐愈。后用十全大补汤，其大便不通，小腹作胀，此直肠干涩，令猪胆通之，形体殊倦，痰热顿增，急用独参汤而安，再用前药而愈。但劳发热无时，其脉浮洪，余谓其当慎起居，否则难治。彼以余言为迂，至乙巳夏复作，乃服四物、黄柏、知母而殁。

【评析】此案初起与上案相似，然不至于危殆，却因屡屡误治，而命几立丧。色欲伤精，肾中空虚，阴液不足，故饮水不绝以自救；阴不能敛阳故发热无时；肾气不固则遗精；阴虚阳无以化，郁积而化热，扰于膀胱则气化不行而小便淋涩。此当用加减八味丸治之，其熟地、山药、山茱萸滋阴，填补肾中空虚；茯苓、泽泻利水降气，淡以通阳而阳降；加肉桂以升举郁陷之阳气；加丹皮以行阴分留滞之热。

然时医不辨寒热之真假虚实，泥于丹溪苦寒坚阴之法，故以清泄为能，而犯虚虚实实之戒。其初以为血虚有热，而用四物汤加黄芩、黄连，芩、连苦寒伤胃阳，四物滋润而痰湿生，胃气受伤则气不下行，以致浮阳愈炽而口舌生疮；此时尚不知过，用二陈、黄柏、知母，胃气更伤，以至于上焦清阳之位为浊邪填塞，故胸膈不利，饮食少思；以为气滞不行，更加枳壳、香附，更伤脾气，脾气不运，以至于肚腹作胀，大便不实。此时中焦虚寒，阳气格拒而虚浮于外，在接续之间，故其脉浮大、按之若有若无，阴血枯竭于内故而脉细。故立斋借天时之利，从阴出阳，朝用八珍汤去川芎之发散、白芍之寒凉，继四君加当归、熟地以固护脾胃，滋长气血；夕则阳气入里，以加减八味丸填补阴分，引浮阳下行，更用附子调搽涌泉以助之。渐愈则以十全大补汤大补中焦气血，然有形之精血难以速生，以致六腑失润而大便不通，故以猪胆导之，无根之阳随之外出，以致诸症蜂起，急用人参固护中焦而安。诸症虽除，然先天已伤，阴血未复，故其脉常浮洪，是立斋嘱之以慎起居。不听立斋，至乙巳年金气不足，厥阴风木司天，值炎夏火旺，风火并作，无阴以济而命殒！

案7. 吴江晚生沈察，顿首云云：仆年二十有六，所禀虚弱，兼之劳心，癸巳春发热吐痰，甲午冬为甚，其热时起于小腹，吐痰而无定时，治者谓脾经湿痰郁火，用芩、连、枳实、二陈，或专主心火，用三黄丸之类，至乙未冬其热多起足心，亦无定时，吐痰不绝，或遍身如芒刺然。治者又以为阴火生痰，用四物、二陈、黄柏、知母之类，俱无验，丙申夏，痰热愈甚，盗汗，作渴。果属痰火耶？阴虚耶？乞高明裁示云云。余曰：此症乃肾经亏损，火不归经，当壮水之主，以镇阳光。乃就诊于余，果尺脉洪大，余却虚浮，遂用补中益气及六味地黄而愈。后不守禁，其脉复作，余谓火令可忧，当慎调摄，会试且缓，但彼忽略，至戊戌夏，果殁于京。

【评析】先天不足，当责之肾，肾虚气弱，兼又劳心伤血，是肾精肝血皆不足也。癸巳年火运不及，厥阴风木司天，又值春季木旺风发，故风木夹相火上乘，与肾虚所生之痰相合，互阻于上焦，故痰吐发热；至甲午年土气太过，雨湿流行，逢下半年阳明燥金在泉，加临太阳寒水，故寒湿浸于下而肾中阳气郁而不发，化为阴火而起于腹间，故发热吐痰益甚。本为肝肾不足于下，脾胃不足于中，医者见其发热吐痰，以为脾经湿痰郁火，而用清热化痰而胃阳伤；病不解，以为心经有火，而用苦寒直折，以致脾胃虚寒，阳气郁陷阴分渐渐不出，因乙未年金气不足，上半年太阴湿土司天，下半年太阳寒水在泉，寒湿相合，至冬阳气入于里，因寒湿闭阻于下而郁不能出，故其热多起自足心；其发热无定时且吐痰不绝者，皆因肾水不足之故；或遍身如芒刺然，此为血虚而不能荣养在外之络脉也；病将入髓，仍不醒悟，再用寒凉滋润，戕伤胃气。故至丙申年，三之气少阳相火加临少阳相火，人应之身体相火当从肾而出，因肝肾之虚而托举乏力，以致郁陷之阳，逼迫营血。故立斋以补中益气汤补气升陷，提出阳气，六味地黄丸滋肾祛湿，填补肾精，如此则阳生阴长而病自愈。然精血之虚非数日能毕其功，故不守禁而犯房劳，以致肾精外泄，阳气内陷而脉复如前。此当静养休息，不可劳心行事，以耗其阴而动其阳。然病者不以为意，故至戊戌年火运太过，值夏日炎热流行，阳气太过，阴无以系，以致阴阳离决而病逝。

以上两案，皆死于夏，因阴者，藏精而起亟，精气空虚，则不能与阳夏之气相应，以至于阴阳离决。

且立斋之时，丹溪之学流行，苦寒如黄柏、黄连能祛火坚阴，以火去则阴自不扰而静顺，然后之学者多以丹溪活套为秘法，少加辨证，以致寒凉流行，往往酿成灾祸。故立斋出而正之于温补，更发挥肾命学说，推广地黄丸法，自此以后滋补肾阴之学才渐为人知，其后之大家如李士材、周慎斋、张景岳，无不受其影响，特别是经过张景岳再次创新，肾命理论才逐渐成熟，这也奠定了温病发展的基础。

脾胃亏损吞酸嗳腐等症

案 1. 大司马王浚川，呕吐宿滞，脐腹痛甚，手足俱冷，脉微细，用附子理中丸一服益甚，脉浮大按之而细，用参附汤一剂顿愈。

【评析】此证"呕吐宿滞，脐腹痛甚，手足俱冷，脉微细"，乍看病在太阴，脾胃为寒邪盘踞。然论病当分虚实，寒实之脉细而有力，而此证脉微细，则说明此为里阳虚，非为寒邪实。故此证病在少阴，肾阳虚衰，不能温化脏腑。因营出中焦，卫出下焦，下焦者，肾阳所居，主温化膀胱，蒸腾水液，津液得化，气化始出，卫气生发有源。卫气者，所以温分肉，充皮肤，肥腠理，司开阖者也，故肾阳衰，则卫气绝，皮肤不温，手足递冷。其呕吐宿滞者，以肾为胃之关，肾阳为胃阳之根，故肾阳衰则关门不利，水谷不化，气不下行。其脐腹痛甚者，以下焦无阳以护，脾胃为虚寒所踞也。是当急回肾中之真阳，温补脾胃元气，如《伤寒论》中之附子汤。然用附子理中汤，病反益甚者，以附子理中汤中附子与干姜相配，可激发阳气，破寒祛饮，使阳气升发，驱使邪气外出；而本案则为阳虚生内寒，邪气本微，故当以补虚为主。是用附子理中汤则身中残余之阳，奋而欲出，故脉浮大；阳出则内寒，故按之脉细。是用人参以固欲脱之阳气，附子以回肾中之真阳，破中焦之虚寒，大剂予之，故可一剂而愈。

案2. 赵吏部文卿，患吐不止，吐出皆酸味，气口脉大于人迎二三倍，速与投剂。予曰：此食郁上，宜吐，不须用药，乃候其吐清水无酸气，寸脉渐减，尺脉渐复。翌早吐止，至午脉俱平复，勿药自安。后抚陕右过苏，顾访倾盖清谈，厚过于昔，且念余在林下，频以言慰之。

【评析】自王太仆首注《内经》，解"木郁达之"为吐法，自唐至金元多从此说。如李东垣《脾胃论·脾胃虚不可妄用吐药论》云"木郁则达之者，盖木性当动荡轩举，是其本体，今乃郁于地中，无所施为，即是风失其性。人身有木郁之证者，当开通之，乃可用吐法，以助风木，是木郁则达之之义也"；又云："再明胸中窒塞当吐，气口三倍大于人迎，是食伤太阴"；又："大抵胸中窒塞，烦闷不止者，宜吐之耳"。

李东垣云"气口三倍大于人迎，是食伤太阴"，本于《灵枢·禁服》中"寸口三倍，病在足太阴；三倍而躁，在手太阴"。其理在于寸口主内主阴，人迎主外主阳，故寸口三倍大于人迎，则可知木郁土中，里气郁闭不出，当吐之促其顺达。此案气口脉大于人迎二三倍，患吐不止，吐出皆酸味，可知木郁土中，积郁作酸，故立斋云不需用药，待其酸水吐尽则自愈。

以上两案，皆见呕吐，且皆为急症，然一虚一实，当合观。

案3. 一儒者，面色萎黄，胸膈不利，吞酸嗳腐，恪服理气化痰之药，大便不实，食少体倦，此脾胃虚寒，用六君加炮姜、木香渐愈，兼用四神丸而元气复。此症若中气虚弱者，用人参理中汤，或补中益气加木香、干姜，不应，送左金丸或越鞠丸。若中气虚寒，必加附子，或附子理中汤，无有不愈。

【评析】面色萎黄，脾胃虚也；胸膈不利，阴浊填塞也，因中气虚阳气不能上达故；脾虚清气不升而木郁作酸，胃虚则不能腐熟，则饮食停滞，故吞酸嗳腐。是当补脾和胃，用理中汤或六君子加减。医者却治以理气化痰，更加克伤脾胃，以致清气下陷（清气在下，则生飧泄）。故立斋治以六君子汤补脾和胃，加干姜以化在上之阴浊，加木香以升郁陷之清气，更用四神丸以补命门，纳肾气，而诸症自安。

此外，立斋对病机相似的三种情况，在治法上作了说明：脾胃虚寒则用六君子汤加干姜、木香；中气虚弱则用人参汤或者补中益气汤加木香、干姜，若兼见气逆则合入左金丸，气郁则合入越鞠丸；中气虚寒，则附子为必用，可用附子理中汤。三者同中有异，其中脾胃虚寒，在于因虚寒导致脾胃之升降失常，故当斡旋脾胃为主；中气虚弱，在于气虚以致脾胃之功能无法恢复，是但治其气自可；中气虚寒，则为中气虚弱更进一步，以致中阳虚衰而生内寒，是当兼顾其寒。中焦有寒必用附子，此从《神农本草》而来，与后世以附子补肾阳并不相同，当留意。

案4. 一上舍，饮食失宜，胸腹膨胀，嗳气吞酸，以自知医，用二陈、枳实、黄连、苍术、黄柏之类，前症益甚，更加足指肿痛，指缝出水，余用补中益气加茯苓、半夏，治之而愈。若腿足浮肿或瘷肿，寒热呕吐，亦用前药。

【评析】饮食不节则伤脾，脾不能升清，则浊阴占据上焦清阳之位，故胸腹膨胀；清阳在下，则木不能遂其生发之性，郁而作酸，故嗳气吞酸。或以为痰热积聚，而用化痰理气之法，徒伤中气，以致脾胃之气下流，湿邪趁机下注，故症益甚，更加足趾肿痛，趾缝出水。故当益气和胃，升提郁陷之阳，用补中益气汤举气补中，加半夏、茯苓以和胃降逆。若腿足浮肿或瘷肿，寒热呕吐，为脾胃之气虚，阳气内陷阴分，故可仍用前方，以补中益气汤升脾气，举阳气，加茯苓、半夏以和胃气，降逆气。

案5. 儒者胡济之，场屋不利，胸膈膨闷，饮食无味，服枳术丸，不时作呕；用二陈、黄连、枳实，痰涌气促；加紫苏、枳壳，喘嗽，腹胀；加厚朴、腹皮，小便不利；加槟榔、莪术，泄泻腹痛。悉属虚寒，用六君加姜、桂二剂，不应，更加附子一钱，二剂稍退，数剂十愈六七，乃以八味丸痊愈。

【评析】场屋，古代科举考试的地方。场屋不利，即科举考试不利，故而抑郁不快，以致肝郁气结，胸膈满闷；肝病乘脾，脾不运化，故饮食无味，以脾气通于口，脾和则口能知五谷矣，当用归脾汤治之。医者却治以枳术丸，但运脾而不疏肝，故肝郁气逆；却以为痰热中阻，故用清痰理气，再伤胃阳，故痰涌气促；至此尤不悟，以为肺气不降，故致胃气不降，加用紫苏、枳壳宣通上焦，却更伤肺气，故更增喘嗽腹胀；见其腹胀满，以为腑气不通，故加厚朴、大腹皮下气，脾气更伤，脾不能运化水液，故致小便不利；越治越见情急，然终不悔悟，见肚腹不通，更加槟榔、莪术以开破，脾阳受损，故泄泻腹痛。是立斋以为脾胃虚寒，而用六君子汤补脾和胃，加干姜破寒暖中，加肉桂暖下升清（清气在下，则生飧泄）。

从此案可知，古往今来多是对症用药，少有能辨证论治，看似步步正确，实际却毫厘天渊。

案6. 一上舍，呕吐痰涎，发热作渴，胸膈痞满，或用清气化痰降火，前症益甚，痰涎自出。余曰：呕吐痰涎，胃气虚寒；发热作渴，胃不生津；胸膈痞满，脾气虚弱。须用参、芪、归、术之类，温补脾胃，生发阳气，诸病自退。彼不信，仍服前药，虚症悉至，复请治。余曰：饮食不入，呃逆不绝，泄泻腹痛，手足逆冷，是谓五虚；烦热作渴，虚阳越于外也；脉洪大，脉欲绝也，死期迫矣。或曰若然，殒于日乎，夜乎？余曰：脉洪大，当殒于昼。果然。

【评析】立斋析理明快，不必续貂。其需解说者，唯有死期判断一点。此案真阳离宅，虚浮无根，故致昼阳气升浮，虚阳随之而上脱，是立斋断为昼亡。其理与《肾虚火不归经发热等症》最后两案不同，该两案诸症虽消，然脉象不敛而洪大，是阴不制阳，故至夏阳旺，阴血不能与阳气相维系，而阴亡。

脾气虚弱，多致胸膈痞满，以上四案皆有此症，因其脾虚则清气不升，阴浊之气不降，上焦为阴气填塞故也。立斋发明此理，使人知此证，实证虽多，虚证亦不少，而不必拘泥于清宣理气，其功甚伟。

立斋立此案正向世人说明，脾胃虚却更遭戕害之弊，若非李东垣发微于前，薛立斋推波于后，千古以来不死于病，而死于药者，不知凡几。

案7. 余母太宜人，年六十有五，己卯春二月，饮食后偶闻外言忤意，呕吐酸水，内热作渴，饮食不进，惟饮冷水，气口脉大而无伦，面色青赤，此胃中湿热郁火。投之以药，入口即吐，第三日吐酸物，第七日吐酸黄水，十一日吐苦水，脉益洪大，仍喜冷水，以黄连一味煎汤，冷饮少许，至二十日加白术、白茯苓，至二十五日加陈皮，三十七日加当归、炙甘草，至六十日，始进清米饮半盏，渐进薄粥，调理得痊。

【评析】己卯年土运不及，木来乘之，又值二月卯木当令，是木旺而乘土也。立斋之母，已过七七，天癸绝而精气衰，食后忤意，又逢时令之旺气，故肝郁气逆，呕吐酸水；胃气上逆，饮食难下，阻于上焦，上焦闭塞，阳气不得宣发，故内热作渴；阴浊不得下行，故饮食不进（上焦主入）；唯饮冷水，因内热炽盛，故引水自救；气口脉大而无伦，是饮食内伤，食阻上焦（详见"赵吏部文卿患吐不止"案）；面色青赤，是木郁火炽之征；胃气上逆，则水饮不化，变而湿痰，故立斋言此证为湿热郁火。

上焦主入，故食郁上焦，投药入口即吐，当因其在上而越之，而听其呕吐。三日吐酸物则上焦渐通，七日吐酸黄水则肝郁渐行，十一日吐苦水则郁火渐散，郁火渐散而未清，故仍喜冷水，故少用黄连煎水冷服，以降胃气；至二十日胃气渐降，而加茯苓、白术以补脾气；至二十五日脾气稍复，恐白术滞着，而加陈皮行气；至三十七日，胃气略复，则加当归补血，甘草益气；至六十日，胃气渐充，而稍进米饮，渐进稀粥，渐渐调理而愈。

此证真九死一生，全赖立斋审证精详，次第用药，才能力挽狂澜。

案8. 一妇人，吞酸嗳腐，呕吐痰涎，面色纯白，或用二陈、黄连、枳实之类，加发热作渴，肚腹胀满。余曰：此脾胃亏损，末传寒中。不信，仍作火治，肢体肿胀如蛊，余以六君加附子、木香治之，胃气渐醒，饮食渐进，虚火归经，又以补中益气加炮姜、木香、茯苓、半夏，兼服痊愈。

【评析】面色纯白，是阳气虚也；吞酸嗳腐、呕吐痰涎，是胃中虚，不能运化水谷，故水泛为痰而上逆，食留于中而作酸。当温补脾胃，用六君子汤、异功散之类。医者却以清痰理气，戕伤脾气，故脾不主运化而肚腹胀满，脾不输津于上而发热作渴。至此，仍笃信时医，而作火治，故使脾胃气虚变为中气虚寒，中气虚寒则不能转输上下，灌溉四旁，以致水气郁而不行，流于四肢体表，故肢体肿胀。故立斋用六君子汤以斡旋脾胃，加附子行经祛中寒，加木香运脾升清气，而脾胃渐复；更兼服补中益气汤生发胃中元气，加炮姜以温中，木香以运脾，茯苓、半夏和胃降逆。如此，则胃中元气渐复，而脾升胃降，病自愈也。

案9. 一妇人，性沉静多虑，胸膈不利，饮食少思，腹胀吞酸，面色青黄，用疏利之剂。余曰：此脾虚痞满，当益胃气。不信，仍用之，胸膈果满，饮食愈少，余以调中益气加香砂、炮姜渐愈，后以六君、芎、归、贝母、桔梗、炮姜而愈。

【评析】沉静多虑，则易肝郁气结，胸膈不畅。肝郁气结，则易乘脾害胃，若脾胃实而不受邪，则本经自受其害，当以实治，用疏达条畅之法。今"胸膈不利，饮食少思，腹胀吞酸，面色青黄"，是肝病传脾，当实脾胃之气，或可用补中益气汤加茯苓、半夏，俟其脾升胃降，则清气上行，浊气下流，病必自除。医者不察虚实，虚以实治，反用疏利之品，更伤脾胃之气，使脾不能升清，胃不能降浊，故浊阴占据阳位，而胸膈痞满，饮食愈少。故治以调中益气汤，以理脾升清；加炮姜温阳，以化在上之阴浊；加砂仁行气，以行肠胃之滞积。待其脾胃渐复，更方六君加炮姜温气补脾，和胃降逆；加归、芎以养血疏肝；加贝母、桔梗以开宣肺气。如此，则脾动而肝升，胃行则肺降，一升一降，天理循环，病自除也。

案10. 仙云，家母久患心腹疼痛，每作必胸满，呕吐厥逆，面赤唇麻，咽干舌燥，寒热不时，而脉洪大，众以痰火治之，屡止屡作，迨乙巳春，发热频甚，用药反剧，有朱存默氏，谓服寒凉药所致，欲用参、术等剂，余疑痛无补法，乃请立斋先生以折中焉。先生诊而叹曰：此寒凉损真之故，内真寒而外假热也，且脉息弦洪而有怪状，乃脾气亏损，肝脉乘之而然，惟当温补其胃。遂与补中益气加半夏、茯苓、吴茱、木香，一服而效。家母病发月余，竟夕不安，今熟寐彻晓，洪脉顿敛，怪脉顿除，诸症释然。先生之见，盖有本欤！家母余龄，皆先生所赐。杏林报德，没齿不忘。谨述此，乞附医案，谅有太史者采入仓公诸篇，以垂不朽，将使后者观省焉。嘉靖乙巳春月吉日，陈湖眷生陆仙顿首谨书。

【评析】心腹疼痛，每当发作则面赤唇麻，咽干舌燥，胸满，呕吐，厥逆。乍看为痰火阻滞中焦，清阳不展，中焦为阴邪所闭，故心腹作痛；痰随火起，胃气上逆，故呕吐厥逆；痰火上乘于心，则虚烦不眠，心悸怔忡；上乘于肺，则胸胁满闷，咽干舌燥；痰火越于上，则面赤唇麻。《丹溪心法·腹痛》云："或曰：痰岂能痛？曰：痰因气滞而聚，既聚则碍其路，道不得运，故作痛也。诸痛，不可用参、芪、白术，盖补其气，气旺不通而痛愈甚。白芍药，只治血虚腹痛，诸痛证不可用，以酸收敛。"

然此案若真为痰火上逆，其热当蒸蒸而上，而不当寒热往来；脉当弦滑有力，而不当为洪大。不时寒热者，王太仆云："倏热往来，是无火也。"脉洪大，其实则为气分热实逼迫营血，其虚则为营血不足，阳气陷于阴分。因营血行于脉中为心所主，其脉洪，而脉大则主阳气有余，故阳气有余，逼迫营血则心受之，脉当洪大；而营血不足，阳气陷入阴分心亦受之，亦见洪大脉。正因此证有虚实之别，故李东垣专立一章以作分别，具体请查看《内外伤辨惑论·辨证与中热颇相似》。

故此案细细推敲，当为脾胃亏虚，阳气内陷阴分所致，正如东垣所云"至而不至，是为不及"，脾胃空虚，阴火乘其土位者也。脾胃亏虚，阳气内陷，中焦无阳以护，故心腹疼痛，不时寒热；阳气内陷，清阳不举，上焦为阴浊填塞，故胸满、呕吐、厥逆；阳气内陷营阴，煎熬营血，炼液成痰，故面赤唇麻，咽干舌燥。故以痰火治之，清痰理气，如二陈、黄连、枳实之类，则胃中气降，胃中气降则盘踞上焦之阴浊亦随之而降，故病可暂愈。然清痰理气之品毕竟伤胃，胃气愈伤则愈亦易发，发则再用清痰理气，胃气更伤，如此反复，则病渐深入，以其但治标而不治本也。故立斋治以补中益气汤升举阳气，加木香以运脾升清，加半夏、茯苓、吴茱萸以破寒、降逆、和胃，如此斡旋中焦，则清升浊降，阴阳交合，心肾相交，而能安寐，病遂自除。

案11. 一妇人，年三十余，忽不进饮食，日饮清茶三五碗，并少用水果，三年余矣，经行每次过期而少，余以为脾气郁结，用归脾加吴茱，不数剂而饮食如常。若人脾肾虚而不饮食，当以四神丸治之。

【评析】脾藏意主思，故忧愁思虑则脾病，脾病则不能运化水谷，以致饮食不思；经量少者，血虚也，以脾病不能生血；经行迟者，中气虚寒也，以无阳鼓荡气血下行。故当破寒解郁，行气养血，然此证饮食不纳三年，脾胃久虚，故不当再耗散脾胃之气，若用疏利气机之品，反致更虚。而当用归脾汤加减，以升阳则郁自解（黄芪、木香、当归以升阳解郁），健脾则血自生（茯苓、白术、人参、甘草以健脾养气），养心则意自平（枣仁、龙眼、远志以养心安神），再加吴萸温中、破寒、降气，气降则血自行，而诸症自去。此实为立斋用药之一大发明，当留意。

案12. 一妇人，年逾二十，不进饮食二年矣，日饮清茶果品之类，面部微黄浮肿，形体如常，仍能步履，但体倦怠，肝脾二脉弦浮，按之微而结滞。余用六君加木香、吴茱，下痰积甚多，饮食顿进，形体如瘦，卧床月余，仍服六君之类而安。

【评析】肝脉弦，阳性升，故肝脾二脉弦浮，是肝病乘脾，阳气郁遏不发；按之微而结滞，是中焦为阴浊阻滞，阳气不能上通；面微黄、浮肿，因脾虚不能运水；身体倦怠，因中气虚衰。故此证之不进饮食，是因中气虚衰，阴浊停滞中焦，阻遏阳气，以致胃中无阳，而不能行受纳腐熟之职。故治以六君子汤，补养脾胃以行阴浊，加木香运脾以升阳行气，加吴茱暖胃以破寒降气。如此，脾胃气足则痰饮自行，脾胃气温则痰饮自化，脾胃气行则肝郁自解。

脾肾亏损停食泄泻等症

案1. 进士刘华甫，停食腹痛，泻黄吐痰，服二陈、山栀、黄连、枳实之类，其症益甚，左关弦紧，右关弦长，乃肝木克脾土，用六君加木香治之而愈。若食已消而泄未已，宜用异功散以补脾胃，如不应，用补中益气升发阳气。凡泄利色黄，脾土亏损，真气下陷，必用前汤加木香、肉蔻温补，如不应，当补其母，宜八味丸。

【评析】停食者，饮食停滞不化也。胃以通降为顺，主腐熟水谷，故胃病则气逆上行，浊阴不降，而见吐痰泛酸，呃逆呕吐，胸脘胀闷等症；若水谷不化，停滞中焦，则见纳呆不食，脘腹胀满，甚则腹痛。然脾受胃气，为胃行其津液，故脾虚则清阳不升，饮停胃中，上为呕逆，下为泄泻；又因肾为胃之关，是胃纳开阖，有赖肾气不衰，肾阳熏蒸脾胃则能进饮食，若肾阳不足，则水谷腐熟不及，精杂混居杂注肠中则为泄泻。

此案胃虚不能通降，以致食谷不下，阻于中焦，而有停食腹痛之症；胃虚脾无以受气，故水液不化，停于胃中则化为痰饮，下注大肠则为泄泻，故有"泻黄吐痰"。然不知此证为虚，竟以实证治之，更损胃气，此谓虚虚，故诸症益甚。左关弦紧者，肝寒不升；右关弦长者，木郁土中，此因脾胃为寒药所伤，故脾气亏损，不主运化，以致清阳不升。故立斋以参、术、草补脾养胃，半夏、茯苓、陈皮降气和胃，加木香疏解郁遏之阳气，脾升胃降，则病自复。

此案平常易解，立斋但以平常应对之法也，故案后又附有加减法。若食已消而泻未已，宜用异功散，其言下之意有二：其一，因食已消则不必和胃降气，故去半夏，但以四君固脾养气，加陈皮理气升清，清升则泻自止；其二，若食不消，则当以补脾和胃降气为主，当如本案用六君子汤加减。如服用异功散不应，而见精神困倦，四肢乏力，大便泄泻，此为脾气不足，清阳不升，李东垣云"脾病则怠惰嗜卧，四肢不收，大便泄泻"，当用补中益气汤升发阳气；若泻利色黄，兼有不消化的食物，则为脾虚不固，阳气内陷，清阳不举而发为飧泄，当用六君子汤补脾和胃，加木香升清，加肉蔻固肠止泻；若见腰酸乏力，小腹拘急不舒，小便清冷，大便泄泻，此为肾虚不主二便，当补肾气，而用八味丸。

案2. 光禄柴麟庵，善饮，泄泻腹胀，吐痰作呕，口干，此脾胃之气虚，先用六君加神曲，痰呕已止，再用补中益气加茯苓、半夏，泻胀亦愈。此症若湿热壅滞，当用葛花解醒汤分消其湿，湿既去而泻未已，须用六君加神曲，实脾土，化酒积。然虽为酒而作，实因脾土虚弱，不可专主湿热。

【评析】"泄泻腹胀，吐痰作呕"，有因正虚，有因外邪，又或正虚而邪客，然总归为脾胃皆病，升降失常所致。如脾胃气虚，胃虚则气不降，气不降则饮食不下，浊阴不行，故胸腹胀满，气逆作呕；脾虚则气不升，津液不能上行，留于胃中则为痰饮，下注大肠则为泄泻。又如湿热阻滞中焦，脾因湿困而气不升，胃因热扰而气不降，升降不行，故有斯症。再如《伤寒论》中的痞证，寒邪在表，却以下法攻其脾胃，以致中虚邪陷，寒邪入里，清阳下陷，清阳因脾虚而不举，寒邪客胃而不降，故以甘辛之味补虚升阳，辛苦之味和降胃气。

而本案为虚实夹杂之证，因病者素常饮酒，酒先入胆，少饮则助清阳上行，多饮则气逆而亢，乘胃害脾，初虽不觉，久则脾胃暗损也。故初以六君子汤补脾和胃，加神曲以消酒积，胆腑无酒作乱则气不逆，故服后痰呕止；继以补中益气汤加半夏、茯苓，则清阳升，胃气和，升降如常，而泻胀止。若患者素体湿盛，更因饮酒以致相火亢盛，郁于胃中，与湿相结，而成湿热，当先分消其湿，湿去则热自除。然湿去而泻不止者，以其脾虚气不升之故，当用六君子汤加神曲，补脾胃，消酒积。而分消其湿，当用李东垣《内外伤辨惑论》中的葛花解醒汤，其中葛花使酒热外散；神曲使酒积下达；白豆蔻、青皮、陈皮、木香以行滞气，气行则湿化；四苓淡渗利湿，湿从水化则可从小便而出；辅以干姜温脾运脾以胜湿；少佐人参补脾胃，以作攻伐之资。

案3. 旧僚钱可久，素善饮，面赤痰盛，大便不实，此肠胃湿痰壅滞，用二陈、芩、连、山栀、枳实、干葛、泽泻、升麻，一剂，痰吐甚多，大便始实。此后日以黄连三钱泡汤饮之而安。但如此禀厚者不多耳。

【评析】 病者素常饮酒，面赤痰盛，大便不实，立斋断为湿痰壅滞，并以痰火为治。必有舌脉可依，脉当浮滑而数，舌当红而见腐腻苔，痰虽盛而吐不利。故以二陈祛痰和胃；枳实通腑泄浊；泽泻淡渗祛湿；黄芩、栀子、黄连清泄在上之相火，兼可降气；葛根、升麻透解肌肤之郁热，犹能升清。众药相合，则痰火降而清气升，故一服而大便实、吐痰利。继以黄连三钱，泄心火，厚肠胃，冲水日服，以收全功。张洁古云："黄连，泻心火，除脾胃中湿热，治烦躁恶心，郁热在中焦，兀兀欲吐。味苦，气味俱厚，可升可降，阴中阳也。其用有六：泻心热一也，去中焦火二也，诸疮必用三也，去风湿四也，治赤眼暴发五也，止中部止血六也。"此为实证治法。

案4. 一儒者善饮，便滑溺涩，食减胸满，腿足渐肿，症属脾肾虚寒，用加减金匮肾气丸，食进肿消，更用八味丸，胃强脾健而愈。

【评析】《灵枢·论勇》云："酒者，水谷之精，熟谷之液也，其气慓悍，其入于胃中则胃胀，气上逆满于胸中，肝浮胆横。当是之时，固比于勇士，气衰则悔。"是可知酒入于胃，则胃气逆，肝胆之气浮，肝胆气浮则相火居高而不降，胃中气逆则中上二焦不通。相火居高不下，故当面赤、口干、躁烦，中上二焦不通则水饮无以下达，化为湿痰，而见胸脘胀闷，大便不实，恶心反胃吐痰等症。嗜酒之初，脾胃不虚，多为痰火冲逆，其治疗当从上案"旧僚钱可久"之治法；胃气久逆则胃虚，胃虚则脾无以受气，而脾胃皆虚，当从"光禄柴黼庵善饮"一案，立斋所附治法，初则用葛花解酲汤分消其湿，继则用六君加神曲健胃消酒积；脾胃为仓廪之官，主灌溉四旁，是脾胃虚则五脏不实，五脏不实则肾中亏虚，以肾主受五脏之精而藏之也，本案即如是。

便滑溺涩者，肾虚不能主二便也；食减胸满者，中虚不运，浊气不降也；腿足渐肿者，脾肾虚不能运化水湿，湿邪下注也。故立斋治以加减金匮肾气丸，即六味丸加肉桂，六味丸中熟地滋精血，山药固精气，山萸敛精气，佐茯苓、泽泻以祛脾肾之水湿，丹皮以行阴分之凝滞，肉桂暖下补命门，使郁伏阴分之阳升，精气复，水湿去，阳气升，故食进肿消；更用八味丸，胃强脾健而愈。此案初不用附子者，因附子善温中、破寒、走经络，用之则气易向外，不利于精气不固之证；继之而用附子者，因精气已复，用之以行经通络也。

"光禄柴蕭庵善饮"案、"旧僚钱可久"案和"一儒者善饮"案，此三案当合观。

案5. 一男子，侵晨或五更吐痰，或有酸味，此是脾气虚弱，用六君送四神丸而愈。若脾气郁滞，用二陈加桔梗、山栀送香连丸。若郁结伤脾，用归脾汤送香连丸。若胸膈不舒，归脾加柴胡、山栀送左金丸。若胃气虚，津液不能运化，用补中益气送左金丸。

【评析】侵晨与五更，肝胆木旺，常人此时，阳气自阴分而升，阳气上积，则梦醒神苏。其有不升者，或因肾虚精气不藏不能生肝木，或因脾虚不运不能升清阳。故侵晨与五更吐痰者，或有酸味，是因脾气亏虚而不运，以致清阳不升，木郁土中也。故立斋治以六君子汤补脾祛痰，送服四神丸兼固脾肾，以绝生痰之源，而病愈。

此证若为脾气郁滞，中焦为痰湿所困，肝郁化火，兼见胸膈满闷，恶心泛酸等症，则当用栀子、黄连清火燥湿，合二陈之化痰和胃，加木香运脾疏肝，加桔梗开肺利窍，则清升浊降，而病自安；此证若因郁结伤脾，肝郁作酸，脾虚生痰，而见愁闷不解，心悸怔忡，饮食不思等症，则当以归脾汤补养心脾以升气，送香连丸以化滞降气，不治其痰而痰自去；此证若兼见胸膈不舒，饮食少思，心烦急躁，是心脾气虚，肝气横逆，木郁土中，故当用归脾汤补养心脾以升气，加柴胡、栀子以平肝，加黄连、吴萸以开胃降逆；若胃气虚，木郁土中而作酸，津液不能运化而化痰，则用补中益气补益胃气，升发元气，送服左金丸清肝经郁热。

案6. 一羽士，停食泄泻，自用四苓、黄连、枳实、曲蘗益甚。余曰：此脾肾泄也，当用六君加姜、桂送四神丸。不信，又用沉香化气丸一服，卧床不食，咳则粪出，几至危殆，终践余言而愈。盖化气之剂，峻厉猛烈，无经不伤，无脏不损，岂宜轻服？

【评析】立斋此案，正为警醒世人，脾肾亏虚之证，不可轻用消夺之品，以消夺之品更伤脾肾也。四苓淡渗利湿则更伤肾，黄连清火降气则伤胃阳，枳实通腑泄浊则伤脾气，曲糵消磨则伤胃气，故病益甚；又以为病重药轻，更用化气之品，而命几至危殆，始信立斋所言。化气之剂，峻厉猛烈，无经不伤，无脏不损，岂宜轻服？

案7. 嘉靖乙未，绍患肝克脾，面赤生风，大肠燥结，炎火冲上，久之遂致脏毒下血，肠鸣溏泄，腹胀喘急，驯至绝谷，濒于殆矣。诸医方以枳实、黄连之剂投之，展转增剧，乃求于立斋先生。先生曰：尔病脾肾两虚，内真寒而外虚热，法当温补。遂以参、术为君，山药、黄芪、肉果、姜、附为臣，茱萸、骨脂、五味、归、苓为佐，治十剂，俾以次服之。诸医皆曰：此火病也，以火济火可乎？绍雅信先生，不为动，服之浃旬，尽剂而血止，诸疾遄已。先是三年前，先生过绍，谓曰：尔面部赤风，脾胃病也，不治将深。予心忧之，而怠缓以须，疾发又惑于众论，几至不救，微先生吾其土矣。呜呼！先生之术亦神矣哉！绍无以报盛德，敬述梗概，求附案末，以为四方抱患者告。庶用垂惠于无穷云。长洲朱绍。

【评析】《内经》云"脾胃大肠小肠三焦膀胱者，仓廪之本，营之居也，名曰器，能化糟粕，转味而入出者也"；又"营气者，泌其津液，注之于脉，化以为血，以荣四末，内注五脏六腑，以应刻数焉"。故可知营气藏于脾中，行于六腑，是饮食之入出，六腑之流通，有赖营气之充盈，营气流通于六腑故能化饮食致津液，收其精微而化为血气。故脾营亏虚则六腑不通，大便燥结；营气虚则不能生血，血虚则肝无所藏，肝木无血濡润，则相火飞扬，炎火冲上，而面赤生风；久而不解，五脏为火热煎熬，血气流溢，膏脂脱落，而发为脏毒下血；脾不健运，则食饮不化，留而不消，终至胃气消散，以致脾胃俱虚，而见肠鸣溏泄，饮食不入，腹中胀满，李东垣云"脾既病，则其胃不能独行津液，故从而病焉"；脾胃虚则水谷不化，五脏无以受气，肾中无所收藏而气奔于上，有喘急之症。此急当固脾肾，安元气，补不足。而诸医不审原委，以为痰热上冲，而致中满喘急，故用黄连、枳实消夺脾津胃阳，以致阴寒内踞，格阳外出，而病益甚。此时当首先固护脾胃，因精与神以脾胃为纽带，相会于中土，故立斋以参、术为君，佐以山药、当归、黄芪，如此则脾津与脾气兼顾；阳气上奔，是因肾气不固不藏，故用四神丸固护肾气，肾能收摄则阳气秘藏；然阴寒内踞则阳气欲归无路，故用姜、附温阳逐寒，茯苓健脾利湿，如此则阴浊散而阳气自归，因土为镇摄，因水而潜藏，阳气如龙归大海，自然源源不断化生。胃气降则胀满自除，肾气固则喘急自消，脾健、血和、湿去则便血自止，故治十剂俾以次服之而渐愈。如此险证，可谓惊心，立斋却起以平常之药，令人敬仰之至。

脾胃亏损停食痢疾等症

案1. 崔司空，年逾六旬，患痢赤白，里急后重，此湿热壅滞，用芍药汤内加大黄二钱，一剂减半，又剂痊愈。惟急重未止，此脾气下陷，用补中益气送香连丸而愈。

【评析】痢疾与泄泻不同，泄泻者，泻下稀薄而通利，而痢疾则相反，泻下黏滞且不爽。大概而言，泄泻者，水注大肠，大肠传导失司所致，故当责之以脾肾。或脾虚不能输布津液，或肾虚不能蒸腾津液，津液不化，留而为饮，注于大肠而为泄泻，此为虚者。或湿邪困脾，脾不能运水；或寒邪入中，肾经虚寒，不能温化水液；或宿食停滞，食饮不化，夹杂而下注，此为实者。而痢疾则多为湿热壅滞所至，里热奔迫故里急，湿性黏着故后重而滞，然当分湿与热孰轻孰重，湿重则为白痢，以其碍气也；热重则为赤痢，以其入血也。

而此案痢下赤白，里急后重，为湿热入血也。故立斋以芍药汤主之，其中芍药入血、和血、凉血，合当归以行血，并可引血归原；黄芩、黄连苦寒以祛热，苦燥以化湿，合大黄之推陈致新，通行六腑，则湿热可去；少佐肉桂以行血，则苦寒虽重而血无凝涩之弊；使以木香、槟榔则气行而湿化。此方之旨，正如刘河间所言："调气则后重自除，行血则便脓自愈。"此案立斋论治痢之常也。赤白痢虽愈，然里急后重不除者，因脾虚阳气下陷故而后重，阳气郁曲攻冲故而里急，是再用补中益气汤加木香以升提清气，加黄连清热和胃。

案2. 罗给事，小腹急痛，大便欲去不去，此脾肾气虚而下陷也，用补中益气送八味丸，二剂而愈。此等症候，因痢药致损元气，肢体肿胀而殁者，不可枚举。

【评析】小腹急痛为里急，大便欲去不去为后重。里急后重，多为湿热阻滞肠道，因里热奔迫而腹中痛急，湿邪黏滞而后重难出。此案立斋云为"脾肾气虚而下陷"所致，必有脉证可据。然立斋所本为何？李东垣补中益气汤加减法中云"脐下痛者，加真熟地五分"；又云"虚坐而大便不得，血虚也，血虚则里急，当加当归身"。由此可知，小腹急疼，有因肾虚气陷者；大便欲去不去，有因脾营虚而六腑不通。故此案之"小腹急痛，大便欲去不去"者，非为湿热，而为脾肾气虚下陷。脾虚则血虚，六腑无营血以润，故大便欲下不下；肾气虚寒，阳气郁陷，逼迫攻冲，故少腹急疼。是以八味丸阴中生阳，补中益气汤升提中气，阳气生，清气升，则浊气行，六腑通，诸症自解。设不知此证为脾肾亏虚，更进削夺之药，则阴浊因正虚而弥漫周身，以致二便闭塞、肢体肿胀，内外皆阴，元气无立锥之地，何能不死？

案3. 少宗伯顾东江，停食患痢，腹痛下坠，或用疏导之剂，两足胀肿，食少体倦，烦热作渴，脉洪数，按之微细。余以六君加姜、桂各二钱，吴茱、五味各一钱，煎熟冷服之即睡，觉而诸症顿退，再剂全退。此假热而治以假寒也。

【评析】停食患痢，腹痛下坠，好似湿热毒邪，蕴结肠胃，阻滞气机之噤口痢，故用疏郁导滞之剂似乎正治。不知此证，湿热蕴结固然多，然因脾胃阳虚，寒湿中阻者亦不少。胃虚寒则水谷不熟而食纳不开；脾虚寒则清阳不升而腹部胀坠；寒湿浸淫肠道，阻碍气机，闭而不通，则里急。此本为阳气不足，寒湿困阻，再经痢药清利疏解，则虚馁之阳更加愈弱，以致阴寒内踞，格阳外出。阳气虚馁，则食少体倦；阴寒内踞，则两足胀肿；格阳外出，故烦热作渴；假热而真寒，故脉洪数、按之微细。故当急回脾胃之阳，收其将散之气，以防其精神离决。故用六君子汤和胃降气，加干姜之守以回中阳，黄、桂之走以暖胃补命门，三者相合，共逐内踞之寒湿；更加五味子收敛浮越之阳气，随胃气之下行而沉潜命门。故能一剂而眠，醒则诸症减，因阳气下行也；再剂诸症全退，因阳气复也。

案4. 太常边华泉，呕吐不食，腹痛后重，自用大黄等药一剂，腹痛益甚，自汗发热，昏愦脉大，余用参、术各一两，炙甘草、炮姜各三钱，升麻一钱，一钟而苏，又用补中益气加炮姜，二剂而愈。

【评析】呕吐不食，腹痛后重，好似噤口痢。然果为噤口痢，则肠胃中积郁之湿热毒邪，必因大黄等药之推荡而下行，腑气因通，腹痛当减。今用大黄等通利药，腹痛不减而反增者，是不知此证尚有虚寒。张仲景云："太阴之为病，腹满而吐，食不下，自利益甚，时腹自痛。"太常边华泉本为虚寒，却更以寒利之药，重伤其阳，故腹痛益甚；自汗发热，昏聩脉大者，为阴不系阳，虚阳外越，精神离决。因人身阴阳二气全靠中气维系，故立斋用大剂参、术补脾安中；合以炙草、干姜回阳救逆；略佐升麻升清，浊气下降，清阳上升则神识自清。

此案与上案虽见症不一，却同为脾胃虚寒，寒湿中阻，格阳外出所致，然治法却不同。因此案为脾病及胃，因脾阳虚，胃不能独行津液，留而为饮，化而为湿，停聚胃中，故呕吐不食；清阳不升，湿邪留滞，故腹痛后重，是治在脾，温中兼以升清。而上案则为胃病及脾，因胃阳不足，虚寒内生，故腹痛不食；脾受气于胃，胃病则脾不健运，清阳不升，为湿所困，故腹部坠滞，是治在胃，温中兼以降浊。又或问此案阴阳将离，何不用四逆辈？因四逆辈多为寒邪内陷，故当以逐邪为先，是用生附子以温经逐寒，邪去则正安。而此案为脾胃内伤，故首当以固护元气为主，故重用人参；因寒湿中阻，故重用白术健脾祛湿。

案5. 廷评曲汝为，食后入房，翌午腹痛，去后似痢非痢，次日下皆脓血，烦热作渴，神思昏倦，用四神丸，一服顿减，又用八味丸料加五味、吴茱、骨脂、肉蔻，二剂痊愈。

【评析】脾胃为仓廪之官，能变食物之精微，奉养周身日用。然脾胃分工又不同，脾主吸收纳化，胃主消磨腐熟。然肾为胃之关，肾气足则胃关开而饮食能进，肾气衰则胃门阖而饮食难入，故可知胃阳又以肾气为根本。饮食入胃，必赖胃阳强健，肾气充足，才能化为精微，以奉周身。而此案起于食后，正当胃阳健运以化饮食之时，入房行乐，耗竭肾精阳气，以致肾中一时空虚，导致胃阳无根，乘虚内陷。阳气陷入下焦阴分，至次日中午，阳气当旺之时，尤不能出，是肾阳虚馁，无力托举阳气还入胃中，以致胃中空虚，饮食不化，气滞不行，因而腹中坠胀；又因阳气内陷，郁而不出，阳气攻冲作痛，故云"似痢非痢"。次日下皆脓血，烦热作渴，神思昏倦者，因阳陷于阴，郁而不出，积而化热，故至灼伤下焦阴分血络也。故立斋以四神丸，小方直入，急补肾气，肾气充则陷落阴分之阳气能出，故一服诸症顿减。再合八味丸，阴中生阳，从阴分托举阳气，而病愈。立斋此案，手眼明快，直指本源，足可为后学典范，千古传颂。

案6. 判官汪天锡，年六十余。患痢腹痛后重，热渴引冷，饮食不进，用芍药汤内加大黄一两，四剂稍应，仍用前药，大黄减半，数剂而愈。此等元气，百无一二。

【评析】人人皆言立斋偏用温补，甚而讥笑者有之，如新中国著名中医学者姜春华在《中医专题讲座·中医各家学说评介》中说："这对一般慢性官能性疾病调理自可，以之治急病、大病、真病效果是难期的。"是皆不知立斋者。立斋在当世当时，毫无疑问是一代医宗，其承受诸家之长，治法多为自创，无因陈相袭之弊，善起大病、救沉疴、补偏差，活人无数，为时医所公推，这从当时著名的医家赵献可、徐春甫、王肯堂、李士材、张景岳等对其推崇的程度就可得知，也可从当时为立斋作传者的记述可知。即如上案，明明有似热证神昏，立斋却用温补，一服症减，再服而痊。千古以来，不知有几人有此手眼。而此案病人虽然已是花甲之年，立斋却不避其虚，直用芍药汤重加大黄一两付之，其人其胆，即使今时之孟浪行医者，怕也要拱手退让。是可知立斋非爱偏用温补，是所见者多为元气匮乏之体，不补不足以祛其病也。此案之意，是因前述痢疾种种皆以补虚药治之，立斋恐学者误以此证皆虚，故特举此证以作提醒。

案7. 通府薛允颖下血，服犀角地黄汤等药，其血愈多，形体消瘦，发热少食，里急后重，此脾气下陷，余用补中益气加炮姜，一剂而愈。

【评析】邪火旺盛，则经脉湍急，血气妄行，热邪犯上则为衄血咳血，热邪下迫则为便血溺血，故用清心火、凉肝血、益肾水之犀角地黄汤治之，本为常法，因心主血，肝藏血。因脾藏营，营气主泌津液上注于脉，与血同行脉中，为血之先导，故立斋直云脾统血，而后成不疑之论。此案之便血即为脾虚不能统血，故用犀角地黄汤非但不能止血，且因寒凉伤中，戕伤脾胃，故致食少而血愈多；寒凉伤中，以致脾气下流而后重；清阳郁陷下焦，阳气攻冲而少腹急疼；脾虚气陷，阴火上行而发热。故立斋以补中益气汤加干姜暖中提陷，一剂而愈，是真知病源者也。

案8. 一上舍，患痢后重，自知医，用芍药汤，后重益甚，饮食少思，腹寒肢冷，余以为脾胃亏损，用六君加木香、炮姜，二剂而愈。

【评析】 脾胃虚寒则湿生气滞，以致六腑不通，而成泻痢。见证寻方，以为湿热，故用芍药汤，却更伤脾胃阳气。胃阳伤则食纳不开，四肢厥冷；脾阳伤则气不转运，阴浊留滞腹中，故后重益甚而腹寒。故用六君汤益胃降浊，加炮姜、木香以温中升清。

此案与上案不同，此案为中阳不足，虚寒盘踞；上案为脾胃气虚，阳气内陷。故一见寒证，一见热证。中阳不足，复因寒药攻下，更伤脾胃阳气，以致虚寒内踞，凝涩气机，故其治以流通为主，补虚为辅，清升浊降则病自除；脾胃亏损，气虚下流，则上焦之阳无力撑举，因而内陷，郁而不出，故以益胃升阳为主，胃气充则气升，此为气虚下陷。此二者，同而有异也。

案9. 一老人，素以酒乳同饮，去后似痢非痢，胸膈不宽，用痰痢等药不效。余思《本草》云：酒不与乳同饮，为得酸则凝结，得苦则行散。遂以茶茗为丸，时用清茶送三五十丸，不数服而瘥。

【评析】 此处乳当为牛乳，酒乳同禀水湿之体，然其性不同，酒性辛甘而热，乳则甘寒而滑。故酒入于胃，夹胆火而上行，故酣饮之后，怯懦之人亦有狂妄之行；乳汁入胃，甘寒滋润，且能润肠通便，故朱丹溪言其能治"反胃噎嗝，大便燥结"。故酒乳同用，酒则夹胆火而上行，乳则兼脾湿而下降，升降互阻，寒热相搏，故热不能发而郁于胆胃，故胸膈滞闷；湿不能下，留于肠间，故似痢非痢。立斋以茶茗为丸，清茶送下。茶茗性微寒味苦甘，能降气、祛湿、消脂；更用清茶送下，芳香醒脾散郁，而使湿从下消，火从上发，升降复正，而病自瘥。

案10. 一老妇，食后，因怒患痢，里急后重，属脾气下陷，与大剂六君加附子、肉蔻、煨木香各一钱，吴茱五分，骨脂、五味各一钱五分，二剂诸症悉退，惟小腹胀闷，此肝气滞于脾也，与调中益气加附子、木香五分，四剂而愈。后口内觉咸，此肾虚水泛，与六味地黄丸，二剂顿愈。

【评析】 饮食入胃，阳气本当聚于胃中以消磨饮食，因怒而气血并走于上，肝经不藏而下焦空虚。下焦空虚，则不能撑举中焦，而脾胃中阳气陷于下焦肝肾，郁曲不出则化热灼伤阴血，而有下痢赤白、里急后重之病。故立斋以六君子汤助胃消食，合四神九以固托肾气，加木香以升清，加附子直入下焦以行郁陷之阳，如此则肾气固，阳气升，气血平，而诸症悉退。唯小腹胀闷不去，因胃气虚，清阳不升，肝气郁滞。故用补中益气汤易白术为苍术，易当归为木香，加附子从下焦托举，以使郁陷之胃阳复位。口内觉咸，或者有咸痰，皆为肾虚水泛，当用六味地黄九补肾利水。王孟英有案可与相参。

又，本案之老妇必因身体早衰，阳气阴血本来不固；或因一时下焦精虚，如本卷"廷评曲汝为，食后入房"一案，才有如此重证。常人阴平阳秘，阳根于阴，阴生于阳，故虽然怒而动气，阳气上行，然下部精血不虚，自能摄阳归根，如磁与铁，故多不为病。

案11. 先母年八十，仲夏患痢腹痛，作呕不食，热渴引汤，手按腹痛稍止，脉鼓指而有力，真气虚而邪气实也。急用人参五钱，白术、茯苓各三钱，陈皮、升麻、附子、炙甘草各一钱，服之睡觉索食，脉症顿退，再剂而安。此取症不取脉也，凡暴病，毋论其脉，当从其症。时石阁老太夫人，其年岁、脉症皆同，彼乃专治其痢，遂致不起。

【评析】八十之人，天癸早竭，脉当细小而弱。此案脉却突见鼓指有力，是邪气实也，且腹痛得按稍止，是可知正气虚馁。故痢疾热渴，作呕不食，似为噤口痢，实为脾胃虚不胜邪，邪热不杀谷，而上下攻冲也。《伤寒论》云："太阳病，外证未除而数下之，遂协热而利，利下不止，心下痞硬，表里不解者，桂枝人参汤主之。"此证当可与伤寒论所述相参酌，然《伤寒论》中所述为脾胃阳虚，风邪内陷，故用理中汤补脾暖中，用桂枝散内陷之邪。而立斋所治为天癸早竭，脾肾两虚，又受时令之暑邪，故用大剂异功散加附子以理脾肾、祛湿邪，加升麻以透胃热，故一服能食，再剂而安。此证若不辨本源，但用痢药清热导气，势必更伤已虚之脾肾，终至不起。见热予热，若非有洞垣之见，何能如此！

案12. 横金陈梓园，年六十，面带赤色，吐痰口干，或时作泻，癸卯春就诊，谓余曰：仆之症，或以为脾经湿热，痰火作泻，率用二陈、黄连、枳实、神曲、麦芽、白术、柴胡之类，不应何也？余脉之，左关弦紧，肾水不能生肝木也；右关弦大，肝木乘克脾土也。此乃脾肾亏损，不能生克制化，当滋化源。不信，余谓其甥朱太守阳山曰：令舅不久当殒于痢。至甲辰夏，果患痢而殁。

【评析】"面带赤色，吐痰口干，或时作泻"，似乎正如病家自己分析的那样，为"脾经湿热，痰火作泻"，然痰火作泻，脉当滑数，何以左关弦紧、右关弦大？且如为痰火作祟，用二陈、黄连、枳实、神曲、麦芽之属，药证相符，何不见效？药证相符而病不应，当于"独处藏奸"着手，故立斋以脉相推，左关弦紧，可见肝之郁急；右关弦大，可知脾虚而肝乘。肝藏血主疏达，肾虚水亏不能涵木，阳气独盛无血以润，故左关见郁急弦紧；脾藏营生血，脾营虚则不涵阳而阳张，故右关脉大，脾虚木乘，故脉弦。此为肾虚肝旺，则相火夹水上逆，乘克脾胃，故而口干、面赤、吐痰。故当滋化源，补脾生血，补肾生精，精生血，血荣肝，则病自解，当用归芍六君汤送服六味丸。奈何病人不信，以为异端，故立斋断其不久当殒于痢。营血虚则不能荣养六腑，六腑不通，故大便欲去不去；下焦肝肾亏损，故小腹急疼。再经湿邪浸淫，脾虚湿困，则发为痢疾，虽为痢疾，实为脾败血枯也。甲辰年土运太过，雨湿流行，上半年太阳寒水司天，下半年太阴湿土在泉，一年气候则都以湿寒流行为主，又逢三气少阳相火当令，湿阻热郁，天时如此，正气不足而感之，故发为痢疾而命殒。

脾胃亏损疟疾寒热等症

案1. 冬官朱省庵，停食感寒而患疟，自用清脾、截疟二药，食后腹胀，时或作痛，服二陈、黄连、枳实之类，小腹重坠，腿足浮肿，加白术、山楂，吐食未化。谓余曰：何也？余曰：食后胀痛，乃脾虚不能克化也；小腹重坠，乃脾虚不能升举也；腿足浮肿，乃脾虚不能营运也；吐食不消，乃脾胃虚寒无火也。治以补中益气加吴茱、炮姜、木香、肉桂，一剂诸症顿退，饮食顿加，不数剂而痊。

大凡停食之症，宜用六君、枳实、厚朴，若食已消而不愈，用六君子汤。若内伤外感，用藿香正气散。若内伤多而外感少，用人参养胃汤。若劳伤元气兼外感，用补中益气加川芎。若劳伤元气兼停食，补中益气加神曲、陈皮。若气恼兼食，用六君加香附、山栀。若咽酸或食后口酸，当节饮食。病作时，大热躁渴，以姜汤乘热饮之，此截疟之良法也。每见发时，饮啖生冷物者，病或少愈，多致脾虚胃损，往往不治。

大抵内伤饮食者必恶食，外感风寒者不恶食，审系劳伤元气，虽有百症，但用补中益气汤，其病自愈。其属外感者，主以补养，佐以解散，其邪自退。若外邪既退，即补中益气以实其表。若邪去而不实其表，或过用发表，亏损脾胃，皆致绵延难治。凡此不问阴阳日夜所发，皆宜补中益气，此不截之截也。夫人以脾胃为主，未有脾胃实而患疟痢者，若专主发表攻里，降火导痰，是治其末而忘其本。前所云乃疟之大略，如不应，当分六经表里而治之。说见各方。

【评析】夏伤于暑，秋为疟疾，以心主脉主夏，故暑热客体，经脉受之，热客于脉，营气流溢，不能与卫气相和而汗出，以致腠理空虚。其在夏季，因阳气在外，虽腠理疏空，卫气亦能抵御外邪。至秋金当令，凉风时至，肃气下行，本当毛孔闭塞以拒秋凉，然因暑热羁留脉中，故肺气不能下行，卫气不能入里，毛孔不闭，腠理空虚，营卫受邪，营虚则发热，卫虚则恶寒，如张仲景所论血弱气尽邪气相搏之小柴胡汤证。久则因营卫虚而致三焦空虚，邪气趁机客于三焦，此即张仲景所云："荣气不通，卫不独行，荣卫俱微，三焦无所御。"此时再感风受寒，则邪气直入三焦募原，三焦不通，水道不畅，则为痰为湿而病疟。是疟疾为病，初则邪浅，留于营卫；久则内虚，从风府循脊而下；久则入里，客于三焦；再则入六腑五脏，愈病愈深。

营卫者，水谷之精气；三焦者，水谷之道路，是营卫之填充，三焦之健运，有赖脾胃之运化。故立斋论此证，最重脾胃。脾胃不伤，则三焦气布，邪止留于营卫，无有深入之理，驱之自亦不难。故所论治法皆从脾胃入手，停食患疟，是胃气不通，导致三焦不畅，故用六君子汤和胃，加厚朴、枳实以畅中；食已消而不愈，是胃气虚而不纳，故继用六君子汤补助胃气。若内伤脾胃，外伤风冷，则用藿香正气散，其中藿香、苏叶芳香化浊兼可走表，佐桔梗开肺宣上，厚朴行气畅中，茯苓、大腹皮通利水道于下，辅以甘草和中，诸药相合则湿从外解，三焦畅通，病乃自解。若劳倦伤脾，脾不运化导致的停食，则用补中益气汤补脾升清，佐以神曲消积，多用陈皮下气。若气恼之时，阳气郁结，不能正常输布，则饮食入胃不易消化，故可用六君子汤和胃降气，加香附以解郁、山栀以清热，郁解热清，胃气流行则病自解。若咽酸或食后口酸，为土寒木郁，故当节饮食以养胃气，其病作时，见其大热躁渴，则知阳气外出与邪争，以姜汤乘热饮之，助阳气以散邪气，此为立斋截疟之经验良法。

而此案起于停食感寒，脾胃受伤，本当以固护脾胃为主，却给以行气截疟之药，更伤元气，以致腹胀时疼。再用行气、化痰、消导之品消夺胃气，使真气下陷。故薛立斋以补中益气汤加木香升举元气，加吴茱萸、炮姜、肉桂以回中阳，不治疟而疟自止。

又，立斋治疟多以复脾胃元气为主，略加流通之品，如生姜、煨姜、炮姜、附子之类以散邪，此为法中之法。再，三焦受气于两肾，故内伤不足之证，亦有肾虚导致三焦不利者，不可不知。

案2. 大尹曹时用，患疟寒热，用止截之剂，反发热恶寒，饮食少思，神思甚倦，其脉或浮洪或微细，此阳气虚寒，余用补中益气，内参、芪、归、术各加三钱，甘草一钱五分，加炮姜、附子各一钱，一剂而寒热止，数剂而元气复。

【评析】此证当为素体元气不足，以致邪克膜原不去，故用止截之剂，再伤脾胃，则饮食少思，神思倦怠；其脉或浮洪者，以其阳气外浮也；其脉或微细者，以其里虚寒也。故立斋用补中益气汤加人参、黄芪、当归、白术各三钱扶助中气为君，更加炮姜、附子温中回阳，中焦阳气健旺，则三焦气运，三焦气运则邪气出，而寒热自止。

案3. 一儒者，秋患寒热，至春未愈，胸痞腹胀，余用人参二两，生姜二两煨熟，煎顿服，寒热即止。更以调中益气加半夏、茯苓、炮姜，数剂，元气顿复。后任县尹，每饮食劳倦疾作，服前药即愈。大凡久疟乃属元气虚，盖气虚则寒，血虚则热，胃虚则恶寒，脾虚则发热，阴火下流则寒热交作，或吐涎不食，泄泻腹痛，手足逆冷，寒战如栗，若误投以清脾、截疟二饮，多致不起。

【评析】患疟半年未愈，且胸痞腹胀，明是胃中阳虚，气不下行，浊阴盘踞中上二焦，故立斋用大剂人参补益胃中元气，加大剂煨姜散阴浊之邪，故三焦气旺，阴邪消散而寒热顿止。再用补中益气汤去白术、当归，加苍术、木香，即调中益气汤，加半夏、茯苓、炮姜，升脾降胃温中，则三焦流通，湿气解散，故元气复而疟疾停。

三焦者，元气之别使，水谷之道路，故立斋治疟，始终以胃中元气为主，胃气健旺则饮食自化，水谷消化而三焦流通，湿自不聚，湿不聚则疟邪自无立足之处也。故疟疾起于内伤劳倦者，若见其湿聚停食，拘于治痰、治热、治湿，是但见其标，不见其本，更伤中焦元气，则病必不起。

案4. 一上舍，每至夏秋，非停食作泻，必疟痢霍乱，遇劳吐痰，头眩体倦，发热恶寒，用四物、二陈、芩、连、枳实、山栀之类，患疟服止截之药，前症益甚，时或遍身如芒刺然。余以补中益气加茯苓、半夏，内参、芪各用三钱，归、术各二钱，十余剂少愈，若间断其药，诸病仍至，连服三十余剂痊愈。又服还少丹半载，形体充实。

【评析】夏秋之际，暑热流行，热则气伤，胃虚则呕逆停食，脾虚则腹胀泄泻，脾胃俱衰，元气匮乏，三焦不通，邪气着而不去则成疟痢霍乱。中气不足，则水湿不化而吐痰，上气不足而为头眩，或以为痰热阻滞而套用丹溪活法，用四物、二陈、芩、连、枳实、山栀之类，再因疟疾服用止截之药，故脾胃之气大伤，阴血也不足，病情加重，更因营血不周而遍身如芒刺状。故立斋先重用补中加茯苓、半夏，以补脾养胃，中气充则三焦气畅而流通，故病愈；病愈再用还少丹，补肾填精以杜后患。此案与上案相似，其差别在于本案因脾胃虚而伤及肾命，故补脾胃之后，再用还少丹收功。

案5. 一妇人，疟久不愈，发后口干倦甚，用七味白术散加麦门、五味，作大剂，煎与恣饮，再发稍可，乃用补中益气加茯苓、半夏，十余剂而愈。凡截疟，余常以参、术各一两，生姜四两，煨熟煎服即止，或以大剂补中益气加煨姜尤效，生姜一味亦效。

【评析】疟发后口干倦怠，是脾气虚不能输津于上，故用四君健脾，木香运脾，葛根引在下之津液上行，藿香降浊行气。脾气久不能输精于上，则肺津亏虚，更用麦冬、五味润肺敛津，大剂予之，随时取服，以振脾养肺。故再发则诸症稍可，是脾气渐复，故再用补中益气汤加半夏、茯苓，是补中益气合六君子汤法。补中益气汤运脾升清，六君子汤和胃降气，脾升胃降，中焦枢转，升降有序，则邪气不能留恋三焦，而病自去。又，本案初起不直用补中益气加减，而用七味白术散加减必因中焦湿气停滞，故虽口干而胸腹痞闷，大便溏泄。

疟邪当旺之时，时下常用之法或以常山吐痰，或以草果燥脾，此皆损伤胃气，而立斋则反其道而行，最重胃气，以参、术鼓舞正气，更加煨姜温中行经络，宣散邪气，正胜邪衰，故疟止；或用大剂补中益气汤生发元气，加煨姜宣散邪气；或有家贫无力用参者，则用大剂生姜予服亦效，因生姜入胃化饮，善走十二经脉而上通神明，最能祛三焦中秽腐之气也。

案6. 东洞庭马志卿，疟后，形销骨立，发热恶寒，食少体倦，用补中益气，内参、芪、归、术各加三钱，甘草一钱五分，炮姜二钱，一剂而寒热止，数剂而元气复。

【评析】形销骨立，肉不附身，是脾胃大虚，气虚血弱，气虚则恶寒且不消谷食，血弱则发热且不营肉腠。故用大剂补中益气汤补益脾胃元气，更加炮姜温经脉，略事宣通。中焦元气振奋，则三焦气布，生化有源，故一服寒热止，数服则元气复。又，此案当为初感，故虽脾胃大虚而数服愈。

案7. 一妇人，久患寒热，服清脾饮之类，胸膈饱胀，饮食减少，余用调中益气加茯苓、半夏、炮姜各一钱，二剂而痊。

【评析】寒热之病，张仲景以为病在半表半里，因其气尽血弱，故邪气相结于中上二焦，用小柴胡汤温中补气，托邪外出，后世以为和法典范。立斋治疟，温补中焦，略事宣通，当本于此。此案妇人久患寒热，多服清脾饮，燥脾行气，耗散胃中元气，故病不除，反浊气填塞于上而不下，以致有胸膈饱胀，饮食减少之症。因浊气填塞，故立斋去补中益气汤中固守之白术、温润之当归，而用气味雄厚的苍术以振奋脾阳，散发湿浊，辅以木香芳香醒脾行气，更加半夏、茯苓以和胃降浊，如此则清升浊降，而病自除。此案当与本章"一儒者，秋患寒热，至春未愈，胸痞腹胀"案相参。其不同者，上案为正疟之时，用止截之法，此案则无。

案8. 一妇人，劳役停食，患疟，或用消导止截，饮食少思，体瘦，腹胀，余以补中益气，倍用参、芪、归、术、甘草，加茯苓、半夏各一钱五分，炮姜五钱，一剂顿安。又以前药，炮姜用一钱，不数剂，元气复而痊愈。

【评析】饮食不节则伤胃，形体劳役则伤脾，脾不健运则湿生食停，湿气停聚则留恋三焦，三焦受邪则营卫之气不能宣发，故有寒热。其病在劳损脾气，当复其脾，反用消导止截，损耗中焦，故不食形瘦，腹中胀满，此为鼓胀之渐。故立斋用大剂补中益气汤加茯苓、半夏调理脾胃，更重用炮姜五钱以发散将凝之邪气，邪去则正安，故一剂顿安。然后再用前法，略佐发散之炮姜，以复元气，元气复则邪自不可干。

案9. 一妇人饮食后，因怒患疟呕吐，用藿香正气散二剂而愈。后复怒，吐痰甚多，狂言热炽，胸胁胀痛，手按少止，脉洪大无伦，按之微细，此属肝脾二经血虚，以加味逍遥散加熟地、川芎，二剂脉症顿退，再用十全大补而安。此症若用疏通之剂，是犯虚虚之戒矣。①

【评析】饮食后阳气本当在胃，因怒气激动肝火，阳气从怒火上行，以致胃中阳气空虚，饮食不化，气逆上行，故疟疾呕吐。然用藿香正气散而愈，可知本为脾胃不足，又怒动阳气则饮停食积，是用苏叶、藿香芳香化浊运脾化湿，兼能和胃降气，助以桔梗开肺宣郁，茯苓、大腹皮利水行湿，故疟自止。脾胃不足则不能化血而生痰，阴血不足则肝木失润，故经怒气引动肝火，虽不发疟，然肝火夹痰上涌，故吐痰甚多；湿痰流注心包，故狂言热炽；肝经本病则胸胁满痛；手按少止者，此为虚而非实也；脉洪大无伦，按之微细者，火浮在外，内里真阳不足也。故立斋先用加味逍遥散加川芎以解其郁怒，更用熟地以养血，脉证退则用十全大补汤补阳以生阴，引浮阳下行而病自愈。

附：

清脾饮：厚朴、白术、青皮、草果、柴胡、茯苓、黄芩、半夏、甘草、姜、枣。

截疟饮：黄芪、人参、白术、茯苓、橘红、砂仁、草果、五味子、甘草、乌梅。

脾肺亏损咳嗽痰喘等症

案1. 大参李北泉，时吐痰涎，内热作渴，肢体倦怠，劳而足热，用清气化痰益甚。余曰：此肾水泛而为痰，法当补肾。不信，另进滚痰丸。一服吐泻不止，饮食不入，头晕眼闭。始信，余用六君子汤，数剂胃气渐复，却用六味丸，

---

① 此案原在《脾肺亏损咳嗽痰喘等症》一章，因其并无咳嗽，故移此。

月余诸症悉愈。

【评析】肾主水液，肾中阳虚则水不化气而泛滥流溢，肾中阴虚则热伏阴中而炼液成痰。故魏柳洲云"虚人肝肾之气上浮，宛如痰在膈间，需投峻剂养阴，俾龙雷之火，下归元海"，又云"木热流脂，断无肝火盛而无痰者"，是痰涎非必因脾肺亏虚，有因肾虚水泛者。而此证"时吐痰涎，内热作渴，肢体倦怠"，似乎痰热作祟，又似东垣所论脾气不足，心火乘之，其辨别处在"劳而足热"。因劳则伤脾，脾气不升，阳气郁遏，多见精神倦怠，身体乏力，发热口干等症；然脾气以肾气为本，故肾气不足，阳气直陷下焦不能出，而有足热之症。故此证当从立斋滋化源之法，补中与肾气丸合用，在补益肝肾凉血祛湿的时候，升提郁陷之阳气，病当自愈。然病家以为痰热为患，用滚痰丸祛痰、清热、行气，以致寒凉损真，中气虚馁，而有吐泻不止，饮食不入之症，且使下陷的阳气更加郁曲难出，以致上气不足而有头晕眼闭之症。故立斋先用六君子汤和降胃气，胃气降则六腑通而饮食进；胃气复再用六味丸，补肾摄水而痰自化。后世如王孟英，常讥立斋滥用温补，观此案当作何感想？其不知立斋亦可知也。

案2. 鸿胪苏龙溪，咳嗽气喘，鼻塞流涕，余用参苏饮一剂，以散寒邪，更用补中益气汤，以实腠理而愈。后因劳怒仍作，自用前饮益甚，加黄连、枳实，腹胀不食，小便短少，服二陈、四苓，前症愈剧，小便不通。余曰：腹胀不食，脾胃虚也；小便短少，肺肾虚。悉因攻伐所致。投以六君加黄芪、炮姜、五味，二剂诸症顿退，再用补中益气加炮姜、五味，数剂痊愈。

【评析】参苏饮所对治为脾胃虚弱，肺气不足，以致风寒客肺之证。故用六君子汤去白术之固守，加木香、枳壳升降脾胃以宽胸理气；苏叶、葛根解肌散邪，且能鼓舞胃气；桔梗、前胡开宣肺气，引以姜枣调和脾胃。此方之妙在于充养胃气，疏导气机，辅以宣肺解肌，以土为金木，损其肺者，益其气也。是此案初用参苏饮散寒邪，邪衰大半，则用补中益气汤补养正气，充实腠理，邪自消退。脾肺之气不足，大忌劳怒，劳则伤脾，怒则气逆，脾虚气逆则肺气不宣，而诸症作，此纯为虚证，当实脾和胃，略佐降气之品，如补中益气汤加麦冬、五味之类；而参苏饮为治虚人外感，气机不畅之证，故宣散行气之品偏多，用于无邪之人，徒伤正气，而病反加重。不知此为肺气虚，而以为肺气不降，故加用黄连、枳实降气通腑，以致损伤胃气而中焦不通，故腹胀不食，小便短少；见腹胀不通，以为痰湿阻滞，而用二陈、四苓之类，通腑渗湿，以致中气更损，而阳气内陷，故前症益甚，小便不通。故立斋用六君子汤和胃降气；加辛热之炮姜以温经散邪，合甘温之黄芪以温肺益气，肺气足则上能摄下而小便通；使以五味，酸敛泄降，以治肺气之逆，则咳喘自除。诸症去则用补中益气汤生发元气，充实腠理，加炮姜、五味，温肺敛气，肺气足则病自无虞。

案3. 地官李北川，每劳咳嗽，余用补中益气汤即愈。一日复作，自用参苏饮益甚，更服人参败毒散，项强口噤，腰背反张。余曰：此误汗亡津液而变痉矣。仍以前汤加附子一钱，四剂而痊。感冒咳嗽，若误行发汗过多，喘促呼吸不利，吐痰不止，必患肺痈矣。

【评析】每逢劳倦则病咳嗽，是脾肺之气不足，阳气因劳而张，即东垣所谓脾气不足，阴火上乘之证，是当用补中益气汤益脾补气，方中轻用升麻、柴胡，升举中略散邪气则病自愈。今先用参苏饮解肌发汗，耗散脾津胃气，是病不解而反甚；以为表邪不解，又用人参败毒散大发其汗，至气液两亏，筋脉不荣，故有痉挛劲急之病。本案先为气虚，后经发汗，津随气脱，阳浮于表，阴寒内踞，故当先回阳气，阳气回则脾胃复，脾胃复则津液生，此所谓阳生阴长之理。故用补中益气汤生发胃中元气，加附子以破内踞之阴寒，阴寒破则阳气回，阳气回则津液生，故四剂则痊。此等手眼，绝非胶柱鼓瑟、拘泥成法者能明，倘若见其津虚痉挛而用滋润之品，则有阳息灯灭之虞！案后立斋云"感冒咳嗽，若误行发汗过多，喘促呼吸不利，吐痰不止，必患肺痈矣"，此本仲景《金匮》所言，当无用续貂。

另，本案可与《伤寒论·辨太阳病脉证并治法》第29条"伤寒脉浮，自汗出，小便数，心烦，微恶寒，脚挛急，反与桂枝欲攻其表，此误也。得之便厥，咽中干，烦躁吐逆者，作甘草干姜汤与之，以复其阳。若厥愈足温者，更作芍药甘草汤与之，其脚即伸。若胃气不和，谵语者，少与调胃承气汤。若重发汗，复加烧针者，四逆汤主之"相参。其差别在于：本案为脾肺气虚，误用表汗，故补益脾肺元气中略佐破寒温经之附子；而《伤寒论》所述则为血虚感寒，本当温中养荣以祛邪如建中汤，却用桂枝汤鼓舞心阳以发汗，而致动血伤津，是当先回心阳。《内经》云"心受气于脾，传之于肺"，故心阳不足，当先实脾，以炙甘草补脾固中为君；心阳不足则不能下行而浮于上，以致肺气上逆，而有咽干吐逆之病，故佐以干姜辛宣热散，阳气还入胃中则心阳得而下行，故厥逆回；然后再用芍药敛津，甘草养脾，以复脾营，脾营复则能泌别津液，上注于脉，则筋急自除。

案 4. 待御谭希曾，咳嗽吐痰，手足时冷，余以为脾肺虚寒，用补中益气加炮姜而愈。

【评析】脾虚不运则生痰，脾阳不足则肢逆，痰气上逆则肺气闭而咳嗽，故当温中补脾以绝生痰之源，温上宣气以开肺气之闭，故立斋以补中益气汤补益脾肺，生发元气，加炮姜以温暖中上，宣散邪气，而病自去。

案 5. 职坊王用之，喘嗽作渴，面赤鼻干，余以为脾肺有热，用二陈加芩、连、山栀、桔梗、麦门而愈。

【评析】足阳明胃经，起于鼻之交频中，下循鼻外，过频下颐。故"喘嗽作渴，面赤鼻干"是胃经之火上逆，肺为火郁，肺气不能肃降所致。是当清泻肺胃之热，导气下行，故用芩、连以清肺胃之火；山栀清心膈间火，且能导热从小便出；合桔梗之宣肺、麦冬之润肺、二陈之和胃降气，则肺气宣发，胃气和降，肃令大行，而喘嗽止。此为立斋举实证，以做参考。

案 6. 金宪阮君聘，咳嗽面白，鼻流清涕，此脾肺虚而兼外邪，用补中益气加茯苓、半夏、五味治之而愈，又用六君、芎、归之类而安。

【评析】咳嗽本为肺气不宣，肺气不宣则阳气内郁，阳气内郁则当见面赤、口干等症。今咳嗽面白，是肺气不充，外邪内客；鼻流清涕，是脾营虚不能固摄，为风邪所乘，如桂枝汤之卫强营弱。故首当补益肺气，继以补益脾营收功。《难经》云："损其肺者，益其气。"李东垣云："肺金受邪，由脾胃虚弱，不能生肺，乃所生受病也。故咳嗽气短气上，皮毛不能御寒，精神少而渴，情惨惨而不乐。"故立斋用补中益气汤补脾胃、养肺气，加五味敛肺下降，加茯苓、半夏以和胃降浊，如此则肺气充外邪自去，痰浊化咳嗽自平。诸症平而以六君加归、芎补益脾营，以为善后之治。此案与"鸿胪苏龙溪，咳嗽气喘，鼻塞流涕"相仿，然上案有鼻塞、气喘两症，是邪气闭郁之甚，故治以解表兼顾和里，待表闭已解，则专用甘温之品充养中上二焦。

又，此案与上案"职坊王用之，喘嗽作渴"，一虚寒一实热，可作对比。

案7. 司厅陈国华，素阴虚，患咳嗽，以自知医，用发表化痰之剂，不应；用清热化痰等药，其症愈甚。余曰：此脾肺虚也。不信，用牛黄清心丸，更加胸腹作胀，饮食少思，足三阴虚症悉见，朝用六君、桔梗、升麻、麦门、五味，补脾土以生肺金，夕用八味丸，补命门火以生脾土，诸症渐愈。经云：不能治其虚，安问其余？此脾土虚不能生肺金而金病，复用前药而反泻其火，吾不得而知也。

【评析】此案所论明快，不劳叙说，然立斋此处所论阴虚，与后世不同，当需说明。立斋在《内科摘要·饮食劳倦亏损元气等症》中提到"夫阴虚乃脾虚也"，又云："大凡足三阴虚，多因饮食劳役，以致肾不能生肝，肝不能生火而害脾土，不能滋化，但补脾土，则金旺水生，木得平而自相生矣。"是此处之阴虚即脾虚，若用发表化痰与清热化痰则更加戕伤脾胃，而病渐重。朝阳东升，元气生发则带药入阳分而补脾肺；夜幕西沉，元气入里则带药入阴分，故用八味丸以补肾阳。

案8. 中书鲍希伏，素阴虚，患咳嗽，服清气化痰丸及二陈、芩、连之类，痰益甚；用四物、黄柏、知母、玄参之类，腹胀咽哑，右关脉浮弦，左尺脉洪大。余曰：脾土既不能生肺金，阴火又从而克之，当滋化源。朝用补中益气加山茱、麦门、五味，夕用六味地黄加五味子，三月余，喜其慎疾得愈。

【评析】立斋所谓阴虚即脾虚，当如《饮食劳倦亏损元气等症》一章所说见"日晡发热，口干体倦，小便赤涩，两腿酸痛"等症，是用清痰化热之类，则更伤脾气而痰益甚；用补阴凉血，则脾气不升。阳郁于阴，故左尺洪大，肾中伏火也；右关浮弦，阳郁不升。此案初则为脾土不能生肺金，终则脾气伤而下流于肾，肾阳不能上行，郁而化火，是谓阴火。李东垣云："脾胃气虚，则下流于肾，阴火得以乘其土位，故脾证始得，则气高而喘，身热而烦，其脉洪大而头痛。"故立斋朝用补中益气汤以升举元气，加麦冬、五味以敛上，加山茱萸以固下；夕用六味地黄丸以补下，加五味子以敛上。如此则土金相生，金水相合，水土合德，饮食休息得宜，而病瘥。

案 9. 武选汪用之，饮食起居失宜，咳嗽吐痰，用化痰发散之药，时仲夏，脉洪数而无力，胸满面赤，吐痰腥臭，汗出不止。余曰：水泛为痰之症，而用前剂，是谓重亡津液，得非肺痈乎？不信，仍服前药，翌日果吐脓，脉数左尺①右寸为甚。始信，用桔梗汤一剂，脓、数顿止，再剂全止，面色顿白，仍于忧惶。余曰：此症面白脉涩，不治自愈。又用前药一剂，佐以六味丸治之而痊。

【评析】 立斋于本章第 3 案云："感冒咳嗽，若误行发汗过多，喘促呼吸不利，吐痰不止，必患肺痈矣。"此案本为饮食起居失宜，脾胃气虚不能生肺金而转生痰，又值仲夏暑热盛张，热邪客肺，故而咳嗽。当益气补脾敛肺，略佐清热之品，如补中益气汤加麦冬、五味、瓜蒌之类。却用发散化痰治之，发散则助热伤津，化痰则燥药伤津，津液亏损，则肾水不足，肾水亏损而邪火炽张，水不制火，则津炼为痰，痰火上炽则汗出面赤、咳喘，痰阻于中则胸满吐痰；两脉虚洪而数者，脾气虚而心火乘之。病已至此，反更发汗以伤津液，以致热灼肺络而成肺痈，故右寸数；左尺数者肾阴不足。故先用桔梗汤宣肺利痰以治痈脓，脓去则郁闭解而邪热去，邪热去则肺气降而阳气敛，气敛故脉涩，热去故面白，此为向愈之征。故立斋云：面白可不治自愈。最终则以六味丸补肾水，水足则能治火而上润肺金。

案 10. 锦衣李大用，素不慎起居，吐痰自汗，咳嗽发热，服二陈、芩、连、枳壳、山栀之类，前症不减，饮食少思。用四物、二陈、芩、连、黄柏、知母、玄参之类，前症愈甚，更加胸腹不利，饮食益少，内热晡热；加桑皮、紫苏、杏仁、紫菀、桔梗之类，胸膈膨胀，小便短少；用猪苓、泽泻、白术、茯苓、枳壳、青皮、半夏、黄连、苏子，胸膈痞满，胁肋膨胀，小便不通；加茵陈、葶苈，喘促不卧，饮食不进。余诊之，六脉洪数，肺肾二部尤甚。余曰：脾土既不能生肺金，而心火又乘之，此肺痈之作也。当滋化源，缓则不救。不信，后唾脓痰，复求治。余曰：胸膈痞满，脾土败也；喘促不卧，肺金败也；小便不通，肾水败也；胁肋膨胀，肝木败也；饮食不化，心火败也，此化源既绝，五脏已败，然药岂能生耶？已而果然。

---

① 此处四库本与世行本均为左三，于理难解，《薛案辨疏》为左尺，此正合津液亡失，肾气亏虚，上泛为痰之证，其终以肾气丸收功，又是一证。

【评析】此案当与上案相参，种种误治，无非认虚为实。先用清热化痰而重伤胃气，故而饮食少思；饮食减而不思脾胃之虚，不耐寒凉，反用凉血、补阴、化痰而闭郁清阳，以致浊阴在上不降，故而前症愈甚，更加胸腹不利，饮食益少，内热晡热等症；至此尚认为实，加用宣上行气之药而伤肺气，肺主通利三焦，下输膀胱，故而又加胸膈痞满，胁肋膨胀等症；见小便短少，而用利水、祛痰而脾肾皆伤，终至肺痈，至死始悟，可悲可叹！此处可见对症施方之弊，立斋婆心无非让人能认得病源，识得根本，用药进退方有根据，才不至于误人损命。

案 11. 丝客姚荃者，素郁怒，年近六十，脾胃不健，服香燥行气，饮食少思，两胁胀闷；服行气破血，饮食不入，右胁胀痛，喜用手按，彼疑为膈气，痰饮内伤。余曰：乃肝木克脾土，而脾土不能生肺金也，若内有瘀血，虽单衣亦不敢着肉。用滋化源之药，四剂诸症顿退。彼以为愈，余曰：火令在迩，当补脾土以保肺金。彼不信，后复作，另用痰火之剂，益甚求治，左关、右寸滑数，此肺内溃矣！仍不信，乃服前药，果吐秽脓而殁。

【评析】郁怒之体，相火内郁，郁则气逆而犯胃，以致脾胃不健。当用甘润之剂，柔养脾胃，如归芍、六君之类，却服香燥行气之品，耗散胃气，重伤津液，以致肝脾两伤，故饮食少思，两胁胀闷；见两胁胀闷，又以为气滞血瘀，而用行气破血之品，故伤血亡气，以致饮食不入，右胁胀痛，其喜用手按者，正知其虚。当朝用六君加麦冬、五味、升麻之类，补脾养肺；夕用六味地黄汤加五味补精以生血，是为滋其生化之源。诸症去，又当补益肺气，以除后患，如用补中益气汤加麦冬、五味之类，如此始不虞其死灰复燃。尤其在暑热之季，火旺金绝，尤当如此。终不信立斋言，而病逝。从此案可看出，当时丹溪之学为海内所共尊，而以立斋之盛名，亦不足以取信于时下。

案 12. 学士吴北川，过饮痰塞，舌本强硬，服降火化痰药，痰气益甚，肢体不遂，余作脾虚湿热治之而愈。

【评析】此案当与《元气亏损内伤外感等症》中第 4 案"一男子，体肥善饮，舌本硬强"相参，其治法也当相似，初可用六君子汤加栀子、神曲、葛根之类治疗；若痰消喘平，则可用补中益气汤加神曲、麦芽、葛根等治疗，如"一男子，善饮，舌本强硬，语言不清"案。

案 13. 上舍史瞻之，每至春咳嗽，用参苏饮加芩、连、桑、杏乃愈。乙巳春患之，用前药益甚，更加喉暗，就治，左尺洪数而无力。余曰：此是肾经阴火，刑克肺金，当滋化源。遂以六味丸料加麦门、五味、炒栀及补中益气汤而愈。

【评析】春天阳气生发，肾精充足，则精化血，血化气，气血滋养脾胃，胃气上荣则颜色姣好。若肾精素亏，则无精以化气，脾胃不足，无以生发肺金，则易感时邪，而发为温病，所谓冬不藏精，春为温病。上舍史瞻之，每至春而咳嗽，是肾水不足，阳气升发太过，脾不能生肺，肺燥津伤之证，当滋其化源，补脾胃，益肾水。不知此证原为脾胃不足，生发不及，而用参苏饮鼓舞脾胃以散邪，加芩、连、桑、杏以清泻肺金，如此暂去其标而咳嗽止，然参苏饮中苏、葛伤津耗气，芩、连苦燥伤血，如此咳虽暂止，然阴血暗伤。乙巳年金运不足而火克木乘，又值上半年风木司天，春天风木当值，阳气上亢，克害脾胃，再用前法而病益甚，以伤其气也。且加喉暗之变者，因少阴肾经上行沿喉咙，夹于舌根两侧，是暗者，为肾水不足，肺金不润；左尺洪数者，为肾精不藏，虚火妄动；左尺无力者，因肾气虚不能托举。是立斋用六味地黄汤加麦冬、五味以滋肺肾，加栀子降亢奋之相火，用补中益气汤托举郁陷之气，补脾以养肺，如此精足则化气，气足则生肺，肺气充则生精，而病可无忧。

又，至秋而发咳嗽者，是因秋天阳气本当收敛沉降，或因暑热伤气，火伏肺中；或因阴血不足，火伏其中，肺中干燥。前者轻者以桑菊，重则以麻杏石甘先散其火，继用补中之类以善其后；后者轻者用补肺阿胶汤，重则用清燥救肺汤以散其火，后以六味丸善后。一得之见，当与不当，还请海内同道指点。

案 14. 儒者张克明，咳嗽，用二陈、芩、连、枳壳，胸满气喘，侵晨吐痰；加苏子、杏仁，口出痰涎，口干作渴。余曰：侵晨吐痰，脾虚不能消化饮食；胸满气喘，脾虚不能生肺金；涎沫自出，脾虚不能收摄；口干作渴，脾虚不能生津液。遂用六君加炮姜、肉果，温补脾胃。更用八味丸，以补土母而愈。

【评析】肾为生痰之本，脾为生痰之源，肺为储痰之器，故咳嗽起于内者，脾肾当先伤，用二陈、芩、连、枳壳之类，只治肺中之标痰，而不及生痰之源，且有燥药伤脾之害。脾受气于胃，至夜因阳气归阴，故胃气静而脾行缓，然若脾胃健运，漫漫长夜，虽慢而必至饮食全化。若脾胃伤则饮食不能全化，或为积，或为痰，痰发则为咳为喘，肺久病则金不能生水，而三阴俱亏。若不知此为脾胃虚，而用燥痰行气之药更伤脾胃，则痰生愈多，以晨起为甚，至白天阳旺则痰渐消，所生之痰，阻于肺中则胸满气喘；见胸满气喘，以为气逆，而用杏仁、苏子欲降之，气必不降，且更伤其气，气伤则脾不能为胃行其津液而痰涎自出，脾不能上输津液而口干作渴。故立斋先用六君子汤加炮姜温中化饮，加肉豆蔻消食，待其饮化痰消而脾胃健，再用八味丸通补三阴而病愈。

案15. 一男子，夏月吐痰或嗽，用胃火药不应，余以为火乘肺金，用麦门冬汤而愈。后因劳复嗽，用补中益气加桔梗、山栀、片芩、麦门、五味而愈。但口干体倦，小便赤涩，日用生脉散而痊。若咳而属胃火有痰，宜竹叶石膏汤。胃气虚，宜补中益气加贝母、桔梗。若阴火上冲，宜生脉散送地黄丸，以保肺气生肾水。此乃真脏之患，非滋化源决不能愈。

【评析】夏天暑热当令，火热伤气，气伤于外则汗出乏力，气伤于中则困倦少纳。脾胃气虚，则肺金不足，易为热邪所乘，而见痰嗽之症，故用清胃火药不应，以其虽能清暑令之热，却不能补脾肺之虚。是立斋用麦冬清润肺金为君，臣以人参、茯苓和胃补气，略佐防风以泻肺气郁闭，标本相合，故诸症去。此处之麦冬汤与《金匮要略》之麦门冬汤不同，《金匮》麦门冬汤主治大气上逆、津液亏虚的肺痿，故君麦冬以滋肺养阴，臣人参、甘草、大枣、粳米以和胃补气，佐半夏以和胃降逆。后因劳倦伤脾，脾气虚则不能生肺金，又当暑令之热，故咳嗽又发，是立斋用补中益气汤加麦冬、五味补益脾肺，加桔梗宣肺利痰，略佐黄芩、栀子以清暑令之热，此当为暑热伤气，咳嗽吐痰之正治。"口干体倦，小便赤涩"者，为肺金亏虚不能生肾水，故用生脉饮益气补肺，以滋化源，而病终愈。

在夏日，若属胃火炼液成痰，痰火上逆以致咳嗽，则心烦口渴，身热汗出，汗出不畅，当以竹叶石膏汤治之。其中桔梗、薄荷宣肺散热，竹叶、木通清心火且能使热从小便出（肺气不宣则心火内郁，而心烦躁扰），石膏清解胃中与肌表之热，甘草和中，如此火降则痰自消，痰消则咳自止。若属胃气虚而咳嗽，则用补中益气汤补胃气以生肺金，加桔梗宣肺利痰，贝母开郁散结，如此气虚得补，上焦通利，自无咳嗽之理。若属脾虚下流乘肾，肾不化气，郁而化火，火气上冲克害肺金，而见咳嗽吐痰，身热口干，小便赤涩，腰膝重软等症，则当用六味地黄汤加麦冬、五味以滋肺肾之阴，肺气复则气自降，肾气复则痰自消。咳止痰消当辅以补中益气汤发散郁陷之火，升举元气，则上焦充实，邪不能害。如此，不治痰而痰自愈，是为滋其化源。

案16．一妇人患咳嗽，胁痛发热，日晡益甚，用加味逍遥散、熟地，治之而愈。年余，因怒气劳役，前症仍作，又太阳痛，或寒热往来，或咳嗽遗尿，皆属肝火血虚，阴挺痿痹，用前散及地黄丸，月余而瘥。

【评析】五脏皆令人咳，咳而胁痛是为肝咳。且兼发热、日晡益甚是脾胃不足，阴血亏损，故肝郁化火，乘克脾肺，故立斋以加味逍遥散清解肝热兼以补脾，并加熟地补阴生血，因肝藏血，肝郁化火则血气上奔而不藏，如此标本兼顾，运用之妙，令人绝倒。后因劳役怒气而前证复作，且咳嗽遗尿是上虚不能摄下，肾与膀胱俱虚也；或寒热往来，或偏头疼，为肝病及胆，脏腑同病也，故立斋除用前方外，更加地黄丸补肾生血，待其血复气柔，则病自愈。

案17．表弟妇，咳嗽发热，呕吐痰涎，日夜约五六碗，喘咳不宁，胸瘀躁渴，饮食不进，崩血如涌，此命门火衰，脾土虚寒，用八味丸及附子理中汤加减治之而愈。详见妇人血崩。

【评析】咳而兼呕，饮食不进，是为胃咳。心主血，借胃气下行入肾，今胃寒气逆，心火不降，上乘于肺，故喘咳不宁、胸闷急躁而渴，心不主血则崩血如涌。故此为少阴病，阴寒在里，格阳上行，当破阴逐寒，以救中焦。本当以附子理中汤即四逆汤加人参、白术，急煎顿服，以破中焦之寒，然因其血崩，故兼用八味丸以固肾气，而血止病愈。

案18．一妇人，不得于姑，患咳，胸膈不利，饮食无味，此脾肺俱伤，痰郁于中，先用归脾汤加山栀、抚芎、贝母、桔梗，诸症渐愈，后以六君加芎、归、桔梗，间服而愈。

【评析】心脾郁结，气结不行，故胸膈不利，饮食无味；久则脾虚不生肺金而生痰，胃虚心火不能下行，以致肺虚火浮，故咳嗽有痰。是用归脾汤补养心脾、升阳益气以解其郁，更加栀子、川芎宣血滞、散郁火，桔梗、贝母宣肺利气，如此则气利、火散、郁解，而病渐愈；后继以六君子汤加归、芎，和胃补气，养血宣郁，此为归芎六君汤之变法，因肝郁故去白芍之酸敛而用川芎之辛宣，加桔梗以开提肺气，且引胃气上行补肺，如此则饮食进而血气生，病自无虞。

又，薛立斋常用归脾汤，以治心脾郁结，此所谓补脾益气即是升阳解郁，以脾主升清，脾气郁陷则木郁土中。而孙曼之老师，常以补中益气汤升阳解郁，亦为此理。

案19. 一妇人，咳嗽，早间吐痰甚多，夜间喘急不寐。余谓早间痰乃脾虚饮食所化，夜间喘急乃肺虚阴火上冲。遂用补中益气加麦门、五味而愈。

【评析】此案与本章第14案"儒者张克明，咳嗽"相类似，然以方测证，上案累经误治，脾胃俱伤，当有饮食不化，腹胀少纳等症，故首以六君子汤补胃降气加温中消食之物，继则用八味丸补命门火以生脾土而收功。而此案除了上述见症外，当见肢体乏力，精神困倦等症，而无食少、胃中滞胀等胃虚不和之症，故但用补中益气汤补脾益气，脾健则痰自不生，加麦冬、五味以养肺金，金平则阴火自降，故病能得愈。

案20. 上舍陈道复长子，亏损肾经，久患咳嗽，午后益甚。余曰：当补脾土，滋化源，使金水自能相生。时孟春，不信，乃服黄柏、知母之类，至夏吐痰引饮，小便频数，面目如绯，余以白术、当归、茯苓、陈皮、麦门、五味、丹皮、泽泻四剂，乃以参、芪、熟地、山茱为丸，俾服之，诸症顿退。复请视，余以为信，遂用前药，如常与之，彼仍泥不服，卒致不起。

【评析】肾精亏损，久患咳嗽，是脾不能生肺，肺不能生肾，故立斋云当滋其化源，当以补中益气汤加麦冬、五味之类及六味地黄汤，早晚间服。病者却以为阴虚有火（元明时，医家多从丹溪言，治阴虚多用苦寒之品），而用苦寒败胃之药，戕害胃气，以致脾胃气虚下陷，肾精不能化气而化为阴火冲上害肺，故面目如绯，不能约束膀胱而小便频数。故立斋以麦冬、五味敛肺降火，茯苓、陈皮、泽泻降气祛痰，丹皮散火，白术、当归补益气血，辅以参、芪、熟地、山茱为丸直入中下二焦以固脾肾，如此敛肺、降气、散火、补益，则阴火平而痰自降，痰自降则咳自止，而诸症退。症退当滋其化源，以善其后，竟不服药，故渐至化源绝而病不起，此非死于病而死于愚昧也！是也可知，丹溪苦寒养阴之法流弊之广也！

各症方药

四物汤　治肝脾肾血虚发热，或日晡热甚，头目不清，或烦躁不寐，胸膈作胀，或胁作痛，宜用此汤。若脾气虚而不能生血，宜用四君子汤。若脾气郁而虚，宜用归脾汤。若肾水涸而不能生肝血，宜用六味丸。

当归　熟地黄（各三钱）　芍药（二钱）　川芎（一钱五分）

上水煎服。

加味四物汤　即前方加白术、茯苓、柴胡、丹皮。

四君子汤　治脾胃虚弱，饮食少进；或肢体肿胀，肚腹作痛；或大便不实，体瘦面黄；或胸膈虚痞，痰嗽吞酸。若因脾胃虚寒而致，宜香砂六君子；若因脾经郁结而致，宜归脾汤；若因肝木侮脾胃而致，宜用六君加木香、芍药；若命门火虚而致，宜用八味丸。

人参　白术　茯苓（各二钱）　甘草（炙，一钱）

上姜、枣，水煎服。

异功散　治久咳不已，或腹满少食，或面肿气逆。又治脾胃虚弱，饮食少思等症。即前方加陈皮。

六君子汤　即四君子加半夏、陈皮。治脾胃虚弱，饮食少思，或久患疟、痢。若见内热，或饮食难化作酸，乃属虚火，须加炮姜。其功甚速。

香砂六君子汤　即前方加香附、藿香、砂仁。

人参理中汤　治脾胃虚弱，饮食少思，或去后无度，或呕吐腹痛，或饮食难化，胸膈不利，或疟疾中气虚损，久不能愈，或中气虚弱，痰气不利，口舌生疮。加附子名附子理中汤，治中气虚寒而患前症，又治入房腹痛，手足逆冷，或犯寒气，或食冷物。

人参　白术　干姜（炮）　甘草（炙。各等分）

上每服五七钱，或一两，水煎服。

附子理中汤　治脾胃虚寒，手足厥冷，饮食不入，或肠鸣切痛，呕逆吐泻。即前方加附子等分，照前服。

八珍汤　治气血虚弱，恶寒发热，烦躁作渴，或不时寒热，眩晕昏愦，或大便不实，小便赤淋，或饮食少思，小腹胀痛等症。即四物、四君合方。

十全大补汤　即八珍加黄芪、肉桂，治症同前。又治遗精，白浊，自汗，盗汗；或内热，晡热，潮热，发热；或口干作渴，喉痛舌裂；或胸乳膨胀，胁肋作痛；或脐腹阴冷，便溺余滴；或头颈时痛，眩晕目花；或心神不宁，寤而不寐；或形容不充，肢体作痛；或鼻吸气冷，急趋气促。此皆是无根虚火，但服此药，诸症悉退。

人参养荣汤　治脾肺俱虚，发热恶寒，四肢倦怠，肌肉消瘦，面黄短气，食少作泻。若气血虚而变见诸症，莫能名状，勿论其病，勿论其脉，但用此汤，其病悉退。

白芍药（一钱五分）　人参　陈皮　黄芪（蜜炙）　桂心　当归　白术　甘草（炙。各一钱）　熟地黄　五味子（炒杵）　茯苓（各七分半）　远志（五分）

上姜、枣，水煎服。

当归补血汤　治气血俱虚，肌热恶寒，面目赤色，烦渴引饮，脉洪大而虚，重按似无。此脉虚血虚也。此病多有得于饥饱劳役者。

黄芪（炙，一两）　当归（二钱，酒制）

上水煎服。

当归六黄汤

当归　黄芪（炒）　生地黄　熟地黄（各一钱）　黄芩　黄连　黄柏（各炒焦，五分）

上水煎服。

独参汤　治一切失血，恶寒发热，作渴烦躁。盖血生于气，故血脱补气，阳生阴长之理也。

人参（二两）

上枣十枚，水煎服。

归脾汤　治思虑伤脾，不能摄血，致血妄行；或健忘，怔忡，惊悸，盗汗；或心脾作痛，嗜卧少食，大便不调；或肢体重痛，月经不调，赤白带下；或思虑伤脾而患疟、痢。

人参　白术　白茯苓　黄芪　龙眼肉　酸枣仁（各二钱）　远志（一钱）
木香　甘草（炙。各五分）　当归（一钱）

上姜、枣，水煎服。

加味归脾汤　即前方加柴胡、山栀。

加减八味丸　治肾水不足，虚火上炎，发热作渴，口舌生疮，或牙龈溃烂，
咽喉作痛；或形体憔悴，寝汗，发热，五脏齐损。即六味丸加肉桂一两。

六味丸（一名地黄丸，一名肾气丸）

治肾经不足，发热作渴，小便淋秘，气壅痰嗽，头目眩晕，眼花耳聋，咽燥
舌痛，齿牙不固，腰腿痿软，自汗盗汗，便血诸血，失音，水泛为痰，血虚发热
等症。其功不能尽述。

熟地黄（八两，杵膏）　山茱萸肉　干山药（各四两）　牡丹皮　白茯苓
泽泻（各三两）

上各另为末，和地黄加炼蜜，丸桐子大，每服七八十丸，空心食前滚汤下。

八味丸　治命门火衰，不能生土，以致脾胃虚寒，饮食少思，大便不实，脐
腹疼痛，夜多溲溺等症。即六味丸加肉桂、附子各一两。

余方见下卷。

卷　下

脾肾亏损头眩痰气等症

案 1. 阁老梁浓斋，气短有痰，小便赤涩，足跟作痛，尺脉浮大，按之则涩，此肾虚而痰饮也，用四物送六味丸，不月而康。仲景先生云：气虚有饮，用肾气丸补而逐之。诚开后学之蒙瞆，济无穷之夭枉，肾气丸即六味丸也。

【评析】张仲景之肾气丸，是六味丸加桂枝、附子，即八味丸，主治短气有微饮，或小便不利，少腹拘急之症。而六味丸最早见于钱乙《小儿药证直诀》，主治小儿之肝肾虚。然以方测证，六味丸中熟地、山药、山茱萸主补益三阴，茯苓、泽泻利水祛湿兼可导浮阳下行，牡丹皮散肝热，热平则气下，故六味丸适用于阴虚于下，不能滋养肝木，痰火上升之证。立斋祖述仲景八味丸以治饮，效法钱仲阳六味丸补肝肾，大加扩充，直为后世滋润养阴之鼻祖。此案气短有痰，小便不利，足跟作痛，看似八味丸证，然八味丸中桂、附通阳化气，下焦当虚寒，而此案小便赤涩，是有热之证，故去桂、附不用。尺脉浮大为阳气陷入阴分，按之则涩为血虚不足，故立斋用六味丸合四物汤治之，即用六味丸补阴祛湿，加当归、川芎、芍药行血活血，阴平血行则阳气自出，而病自愈。

又，气血相偕而行，气能行血，血能载气，故血行则气行，阴凝则阳郁。故阴虚阳陷之证，行阴活血则阳自出。叶天士《温热论》云："至入于血，则恐耗血动血，直须凉血散血，如生地、丹皮、阿胶、赤芍等物是也。"此为实热邪气陷入不足之阴分，故在补阴泻热的基础上，天士嘱咐当辅以散血之品，如此阳邪自不滞于阴而行于外，此正透热转气之意。与此案一虚一实，相映成辉，反复琢磨，精意自见。

案 2. 都宪孟有涯，气短痰晕，服辛香之剂，痰盛，遗尿，两尺浮大，按之如无，余以为肾家不能纳气归源，香燥致甚耳，用八味丸料，三剂而愈。

【评析】眩晕之病，《内经》曰主风，刘河间曰主火，李东垣曰主气虚，朱丹溪曰主痰。若非外之六淫加临，而起于饮食劳逸或七情内伤，则风、火、痰者，病之标也，要知风摇、火动、痰升，皆为脾肾虚不能生血，血不荣肝则风摇，血不荣心则火生，血郁火伏则化为痰。

此案气短有痰，正合《金匮要略》"短气有微饮"之证，痰饮阻于中焦，清阳上升故头晕，是。不知此为肾虚，反用辛香之品，耗散元气，以致肾虚不约而遗尿，肾不化饮而痰转盛。两尺浮大、按之如无者，元气离宅之证也。故立斋以八味丸，纳气归原，气纳则遗尿止，气回则痰降，痰降则清升而晕解。此案当与上案参看，一用六味丸，一用八味丸，寒热之辨，当可明了。

案3. 孙都宪，形体丰浓，劳神善怒，面带阳色，口渴吐痰，或头目眩晕，或热从腹起，左三脉洪而有力，右三脉洪而无力，余谓足三阴亏损，用补中益气加麦门、五味及加减八味丸而愈。若人少有老态，不耐寒暑，不胜劳役，四时迭病，皆因少时气血方长，而劳心亏损；或精血未满，而御女过伤，故其见症难以悉状，此精气不足，但滋化源，其病自痊。又若饮食劳役、七情失宜，以致诸症，亦当治以前法。设或六淫所侵，而致诸症，亦因真气内虚，而外邪乘袭，尤当固胃气为主。盖胃为五脏之根本，故黄柏、知母不宜轻用，恐复伤胃气也。大凡杂症属内因，乃形气病形气俱不足，当补不当泻，伤寒虽属外因，亦宜分其表、里、虚、实，治当审之。

【评析】形体丰浓者，气形于外也；劳神善怒，血耗于内也；面带阳色，口渴吐痰者，脾胃气虚，阴火上乘也。或眩晕者，痰阻于中，清阳不升也；或热从腹起者，肾间阴火之明证也。左三脉洪而有力者，血阴分伏火也；右三脉洪而无力，气虚阳浮也。故立斋用补中益气汤益元气、散阴火，加麦冬、五味子以补肺；更用六味丸补肝肾以生血，略佐肉桂散下焦之郁火。如此则脾胃气举，阴火上散，肾阳得伸，郁阳不滞，金水相生，回环无端。

人少有老态者，天癸伤也；不耐寒暑，气虚于外也；不胜劳役，气虚于中也；四时迭病者，肾不化气，卫气不能应外也。《素问·上古天真论》云："（女子）二七而天癸至，任脉通，太冲脉盛，月事以时下，故有子……四七，筋骨坚，发长极，身体盛壮……（男子）二八，肾气盛，天癸至，精气溢泻，阴阳和，故能有子……四八，筋骨隆盛，肌肉满壮。"故过早戕害天癸之气，则人未老而先衰，当滋化源，以后天水谷之气，充养气血，气血充实，则十二正经满而流入奇经而先天得养，其病当自愈。故用药当以生养胃气为本，胃气旺则饮食化，不当轻用苦寒败胃之药，以伐生机。

又，"大凡杂症属内因，乃形气病形气俱不足，当补不当泻，伤寒虽属外因，亦宜分其表、里、虚、实，治当审之"，当为千古之论。

案4. 昌平守王天成，头晕恶寒，形体倦怠，得食稍愈，劳而益甚，寸关脉浮大，此脾肺虚弱，用补中益气加蔓荆子而愈。后因劳役，发热恶寒，谵言不寐，得食稍安，用补中益气汤而痊。

【评析】上气不足，则脑为之不满，头为之苦倾。是脾肺气不足，不能上达巅顶，则头晕；不能充养皮肤，则恶寒；不能充养肌肉，则形体倦怠。故胃中得食，胃气稍充则稍愈；形体劳倦则伤脾而益甚。寸关脉浮大者，为中上二焦阳气不藏，而浮于外也。故立斋用补中益气汤补益脾肺，加蔓荆子引入脑中，《名医别录》言蔓荆子有"治风头痛，脑鸣，目泪出"等功效，如此则药证相合而病愈。后因劳役伤脾，不能转输精气于肺，则皮毛不能固护而畏寒；脾气下流，阴火上冲，故发热；心君离位，为阴火所乘则神昏谵语；得食稍愈，胃气稍充也。故立斋用补中益气汤，甘温升阳，阳气升发则阴火散，肺气充而病自痊。

案5. 大尹祝支山，因怒头晕，拗内筋挛，时或寒热，日晡热甚，此肝火筋挛，气虚头晕，用八珍加柴胡、山栀、牡丹皮，二十余剂而愈。

【评析】《内经》云："肝气热，则胆泄口苦筋膜干，筋膜干则筋急而挛，发为筋痿。"此证拗内筋挛，是肝火血虚也；怒则头晕，为肝木乘脾，清阳不升也；时或寒热，为气虚不能固外；日晡热甚，因胃气虚为肝火所乘，不能通降下行也。故立斋用加味逍遥丸补脾、泻肝、散火，加人参、熟地、川芎以补益气血，实即加味逍遥丸与八珍汤合法。连服二十余剂，则血气复、肝火散而痊。此案与上卷《脾肺亏损咳嗽痰喘等症》中第16案"一妇人患咳嗽，胁痛发热"相类似，当可参看。

附《谢映庐医案》以互相启发："陈鸣皋，体丰多劳，喜食辛酸爽口之物。医者不知味过于酸，肝气以津，脾气乃绝，致形肉消夺，辄用参术培土，不思土不能生，土壅肝热，故复阳痿不起，颠沛三载，百治未效，盖未悉《内经》有筋膜干，则筋急而挛，发为筋痿之例。余诊脉，左数右涩，知为肝气太过，阴不及，直以加味逍遥散，令服百剂，阳事顿起，更制六味十余斤，居然形体复健。此种治妙，惟智者可悟，《内经》一书，岂寻常思议所可致哉。"

案6.　上舍顾桐石，会饮于周上舍第，问余曰：向孟有涯、陈东谷俱为无嗣，纳宠已而得疾，皆头晕吐痰，并用苏合香丸，惟有涯得生，何也？余曰：二症因肾虚不能纳气而为头晕，不能制水而为痰涎。东谷专主攻痰行气，有涯专于益火补气故耳。后余应杭人之请，桐石房劳过度，亦患前症，或用清气化痰愈甚，顾曰：我病是肾虚不能纳气归源。治者不悟而殁。惜哉！

【评析】论证首要分虚实，治病当求本，此案可与案2互为参考。立斋所立治法，在其生时并未大行。而时兴之法，多有以虚为实之治，故虚虚实实，每至殒人性命。立斋将此等切身经历案例，放于各篇，以作惊醒，可谓婆心。

案7.　一男子，素浓味，胸满痰盛。余曰：膏粱之人，内多积热。与法制清气化痰丸而愈。彼为有验，修合馈送，脾胃虚者，无不受害。

【评析】此为痰火之实者，因于膏粱厚味而有积热，炼液成痰，随火上涌，阻于胸中，而胸满痰盛。故立斋用法制清气化痰丸，顺气快脾，化痰消食。然实者有验，虚反伤害脾胃，当滋其化源，或补脾以绝痰之源，或补肾以杜痰之本。立斋通篇所论皆是虚证，然非谓世间无痰火实证，如此案者。因立斋存心济世之偏，故重点论述内伤脾肾所致者，使人认得虚实，则不犯虚虚实实之戒，是若真为实证自当攻之，亦为显然。立斋举此一例，正为此意。

案8.　先兄，体貌丰伟，唾痰甚多，脉洪有力，殊不耐劳，遇风头晕欲仆，口舌破裂，或至赤烂，误食姜蒜少许，口疮益甚，服八味丸及补中益气加附子钱许即愈。停药月余，诸症仍作，此命门虚火不归源也。

【评析】形体劳役则伤脾，脾伤则脉当无力，今脉洪有力，却殊不耐劳，可知脾气不足，阴火乘其土位也；遇风头晕欲仆，是脾肺气虚，上气不足也；口舌破裂，或至赤烂，误食姜蒜少许，口疮益甚，是命门之火不能生土，以致脾胃气虚，阴火上冲也。故当夕用八味丸引火归原，且补命门之火以生脾土；朝用补中益气汤补脾肺，少加附子以引阳归宅。停药月余，诸症仍作，此命门虚火不归原也，用喻昌"畜鱼置介"之法，如潜阳丹，当有卓效。

肝肾亏损血燥结核等症

案 1. 儒者杨泽之，性躁嗜色，缺盆结一核，此肝火血燥筋挛，法当滋肾水生肝血。不信，乃内服降火化痰，外敷南星、商陆，转大如碗。余用补中益气及六味地黄，间以芦荟丸，年余元气渐复而肿消。

【评析】 性躁嗜色即为本案之眼目，性躁者，火易动；嗜色者，肾精亏。精亏火动之体，而病瘰疬者，是肾精不生血，以致血不润肝，木燥生火，肾虚生痰，痰火凝滞而成痰核。不知此证本为精血亏虚，但见其标为痰热凝结，而以降火化痰之品，外敷内用，反而更伤脾胃元气，以致气壅不行，火郁不发，痰火更盛而痰核转大如碗。立斋以补中益气汤补元气以生血，且能散郁陷之火；六味地黄丸补精以生血，且能降痰火，此为治本；时而兼用芦荟丸以祛结聚之火，如此治疗无差，年余元气复而愈。

案 2. 一男子，素善怒，左项微肿，渐大如升，用清痰理气，而大热作渴，小便频浊。余谓肾水亏损，用六味地黄、补中益气而愈。亦有胸胁等处，大如升斗，或破而如菌如榴，不问大小，俱治以前法。

【评析】 肝虚则恐，肝实则怒，故素常易怒者，肝气实而火常动也。素禀木火之质，阴分本来不足，木火夹痰上涌，郁于肝之本经，故左颈肿大。或疑为实火，而用苦寒清火，辛燥祛痰，芳香行气，以致苦燥伤阴，芳香伤气。阴不足且脾气伤，则脾不能转输津液于上而口渴，阳陷阴分不出而发热，阴虚阳扰则膀胱不约而便浊，阳气鼓动而便频。故立斋以六味地黄汤补肾摄水则痰自消，以补中益气汤升举元气则火自散。

立斋又云："亦有胸胁等处，大如升斗，或破而如菌如榴，不问大小，俱治以前法。"此皆痰火郁于肝经，火赖痰聚，痰因火升，火盛则肿，痰盛成脓，是用六味丸补肾则痰自灭，用补中升举元气则火自散，痰火消散则病自愈。

案 3. 一男子，颈间结核，大溃年余；一男子眉间一核，初如豆粒，二年渐大如桃，悉用清肝火、养肝血、益元气而愈。

【评析】 颈部与眉皆属肝，皆为肾经亏损，元气不足，阴火上乘之证，故一如上法，不再赘述。

案4. 举人江节夫，颈、臂、胁肋各结一核，恪服祛痰降火软坚之剂，益甚。余曰：此肝胆经血少而火燥也。彼执前药，至明年六月各核皆溃，脉浮大而涩。余断以秋金将旺，肝木被克，必不起，后果然。

【评析】服药病益甚而不觉醒者，可谓痴愚。脉浮大者，阳气外浮；脉涩者，阴血亏虚，阴虚阳浮，则肝体不足，肝火上扬，故邪至脏，病在脏则死。六月天暖阳气在外，阴分不受阳扰。至秋，万物萧瑟，燥气加临，阳气内舍，肝经无血以润，化气绝灭而死。

脾肾亏损小便不利肚腹膨胀等症

案1. 大尹刘天锡，内有湿热，大便滑利，小便涩滞，服淡渗之剂，愈加滴沥，小腹、腿、膝皆肿，两眼胀痛，此肾虚热在下焦，淡渗导损阳气，阴无以化，遂用地黄、滋肾二丸，小便如故。更以补中益气加麦门、五味，兼服而愈。

【评析】此处之湿热，非现在通常意义的湿热外感病或湿热相合难解之证，而是指热阻于膀胱，以致津液不化而生湿，湿与热未合之证。此证因多食膏粱厚味之品，味厚之品入下焦，膏粱之品多气浓而致发热，《素问·阴阳应象大论》云："阴味出下窍，阳气出上窍。味厚者为阴，薄为阴之阳；气厚者为阳，薄为阳之阴。味厚则泄，薄则通；气薄则发泄，厚则发热。"故多食膏粱厚味，则热积下焦而伤肾阴，肾阴伤则阳不能化气而津液不出，与所积之热相合，阻于下焦而为湿热，故小便涩滞，甚或不出；膀胱不能气化，以致水道不通而津液别走大肠，故大便滑利。《内经》云：肾合三焦、膀胱，开窍于二阴。古谚有"治湿不利小便，非其治也"，然本案湿热为标，其本为下焦伏火，以致肾阴不足，阳气不能生化，故用淡渗之品则利水伤阴，用通窍之品则耗气伤阳，以致肾阴肾气皆伤，肾阴伤则愈发不能化气，肾气伤则不能约水而泛滥流溢，故小便愈加滴沥，且增小腹、腿、膝皆肿等症；而两眼胀痛者，是肾水亏不能滋肝，肝经火燥也，故立斋云："此肾虚热在下焦，淡渗导损阳气，阴无以化。"肾阴虚用六味地黄丸，不必赘言，而肾中伏火用滋肾丸，则当推敲。肾在人身之下，为阴中之阴，故当用厚味气寒之品如黄柏、知母，直入下焦以清其热，因在下焦至阴之地，过用寒凉则血气凝涩，火郁不出，故略佐肉桂以行血，如此则伏热去、肾阴补，阴平而阳秘，阳不妄动而固守其职，故气化而小便出，浮肿退。继则滋其化源，补肺养金以生水，则肾水充而自无虞。

又，薛立斋熟悉李东垣诸证治法，此案全从李东垣治"长安王善夫"一案化出，其案附于下。

李东垣治长安王善夫，病小便不通，渐成中满腹大，坚硬如石。腿脚亦胀裂出水，双睛突出，昼夜不得眠，饮食不下，痛苦不可名状。服甘淡渗泄之药皆不效，李曰，病深矣，非精思不能处，因记《素问》有云无阳则阴无以生，无阴则阳无以化；又云"膀胱者，州都之官津液藏焉，气化则能出矣"。此病小便癃闭，是无阴而阳气不化也。凡利小便之药，皆淡味渗泄为阳，止是气药，阳中之阴，非北方寒水阴中之阴所化者也。此乃奉养太过，膏粱积热损北方之阴，肾水不足。膀胱肾之室，久而干涸，小便不化，火又逆上而为呕哕，非膈上所生也。独为关，非格病也，洁古云"热在下焦，填塞不便，是关格之法"。今病者内关外格之病悉具，死在旦夕，但治下焦可愈。遂处以禀北方寒水所化大苦寒之味者，黄柏、知母，桂为引用。丸如桐子大，沸汤下二百丸。少时来报，服药须臾，前阴如刀刺火烧之痛，溺如瀑泉涌出，卧具皆湿，床下成流。顾盼之间，肿胀消散。李惊喜曰，大哉圣人之言，岂不可遍览而执一者乎。其证小便闭塞而不渴，时见躁者是也。凡诸病居下焦，皆不渴也。二者之病，一居上焦，在气分而必渴。一居下焦，在血分而不渴。血中有湿，故不渴也，二者之殊至易别耳。

案2. 州守王用之，先因肚腹膨胀，饮食少思，服二陈、枳实之类，小便不利，大便不实，咳痰，腹胀，用淡渗破气之剂，手足俱冷。此足三阴虚寒之症也，用金匮肾气丸，不月而康。

【评析】 肚腹膨胀，是脾虚不能运；饮食少思，是胃阳虚而不纳，当用六君子汤补胃降气，加藿香醒脾，砂仁纳气。脾胃俱弱之证，却以为痰湿中阻，而用清痰行气之品，更伤脾胃之气，以致脾湿下流乘肾，脾气下流则水谷精微不能上升，反从下泄而大便不实；精气不升则肺无所受，而病咳痰；肾为土乘，则肾不化气而小便涩滞。三焦俱病，以为水道不通，湿阻其中，故用淡渗破气之品，淡渗则伤阴，破气则伤阳，上焦阳气不充则肢寒，下焦阳气不布则脚冷。如此上中下俱损，故立斋言其为三阴虚寒，而用金匮肾气丸补命门火以化阴邪，故下焦元气生发而小便通，流入三焦而脾阳复，脾气健运则饮食消而水谷化，精气上朝而不从湿化，故痰气消。张仲景以八味丸治短气有微饮与小便不利等症，正与此相合。火能生土，脾土健则中焦不壅而饮食化，水谷之气上行；水谷之气，经肺气宣发，布散周身而化为血，血气下降则化为精，是谓金水相生。

案 3. 州同刘禹功，素不慎起居七情，以致饮食不甘，胸膈不利，用消导顺气，肚腹痞满，吐痰气逆；用化痰降火，食少泄泻，小便作胀；用分利降火，小便涩滞，气喘痰涌；服清气化痰丸，小便愈涩，大便愈泻，肚腹胀大，肚脐突出，不能寝卧，六脉微细，左寸虚甚，右寸短促，此命门火衰，脾肾虚寒之危症也。先用金匮加减肾气丸料肉桂、附各一钱五分，二剂，下瘀秽甚多；又以补中益气送二神丸，二剂，诸症悉退五六；又用前药数剂，并附子之类，贴腰脐及涌泉穴，寸脉渐复而安。后因怒腹闷，惑于人言，服沉香化气丸，大便下血，诸症悉至。余曰：此阴络伤也。辞不治，果殁。

【评析】起居不慎则伤肾，七情不和则抑肝，肝郁则乘土而饮食不甘、胸膈不利是肝经自病，当调和肝脾，兼补肾以生血，以逍遥散送服六味丸。不知此病在肝，反用消导顺气之品，耗散为肝所乘之脾胃，故脾胃气虚而肚腹痞满；脾胃气虚则下乘于本虚之肾，肾间阴火夹痰上涌，故吐痰气逆。此证当朝用补中益气汤益元气、散阴火；夕用六味地黄汤补肾生血，则痰消气降。不知脾肾虚为本，痰火为标，而用化痰降火之品，寒凉损真，故食少泄泻，燥药伤血故小便作胀；见小便涩滞，大便溏泄，胸腹痞胀，则以为湿热中阻，而用淡渗利湿，寒凉祛火之品，使下陷之气机更加郁伏而肺无所受，且使已亏之肾阴更伤，已寒之脾胃更凉，故小便涩滞，气喘痰涌；至此三阴皆虚，尤且不悟，而用清气化痰丸以期痰降火消，反见小便愈涩，大便愈泻，肚腹胀大，肚脐突出，不能寝卧之险象。其左寸虚甚、右寸短促者，为心阳浮越，肺中大气不能相接也；其不能寝卧，六脉微细者，病在少阴，仲景云："少阴之为病，脉微细，但欲寐也。"欲寐者，实不能寐，以中焦脾胃虚寒，心肾不能交通故。伤寒之病少阴，因寒邪中阻，故驱邪为主，而用四逆、通脉之类，而本案并无邪气，只因反复误药，以致三阴俱损，故急当补肾以纳气，暖肾以通阳，如此则心阳归宅，元气归根，是立斋用八味丸加大桂、附用量以通下焦，故下瘀秽甚多；继用补中益气汤益元气，提郁陷，合二神丸以固脾肾，止泻利；助以艾灸回阳，如此则脾肾固而元气日日生发，故病渐愈。大病几死，尤不能反省，因怒动肝火，乘克脾胃，而有肚腹胀满之症，却用芳香耗气兼有消导之品，以致诸症作，且增便血之症，是少阴兼有厥阴血分之变也。神行脉中，以血滋之，今元气离宅，心神欲脱，而又血从下脱，是气血分离，形神不相营，故立斋断为必死而不救！此案种种误治，看似皆有至理，然实则全非，脏腑若能语，我辈当何以堪之，可不慎乎！

案4. 一富商，饮食起居失宜，大便干结，常服润肠等丸，后胸腹不利，饮食不甘，口干体倦，发热吐痰，服二陈、黄连之类，前症益甚，小便滴沥，大便泄泻，腹胀少食，服五苓、瞿麦之类，小便不通，体肿喘嗽，用金匮肾气丸、补中益气汤而愈。

【评析】《素问·太阴阳明论》云："食饮不节，起居不时者，阴受之……阴受之则入五脏。"五脏主藏精气，故饮食起居失宜则精血内伤，血不濡润六腑则大便干结，当生血以润之，却常用润肠丸类以治其标，标去而寒留，以致脾虚不运而胸腹不利，胃寒不纳而饮食不甘；脾胃空虚，则肾中阳气不能借脾气升腾，郁滞不行化为阴火，肾虚生痰，夹火上逆，故口干体倦，发热吐痰；不知为肾虚生痰，而用祛痰火之药，再损阳气阴血，以致脾肾之气更虚，故前症益甚，且增小便滴沥，大便泄泻，腹胀少食等症；见小便滴沥，大便泄泻，腹胀少食，不知此为脾虚不运，胃虚不纳，肾虚不化，而以为是湿热，用五苓散、瞿麦之类渗泻之品，以致阳气下陷，肺无所受，肾气大伤，如此则三阴俱虚。故立斋以金匮肾气丸补阴、和阳、行气、利水，助以补中益气汤升提郁陷，生发元气，如此则脾肾复而病愈。此案与上案相对，一死一生，可谓天渊。

案5. 一儒者，失于调养，饮食难化，胸膈不利。或用行气消导药，咳嗽喘促；服行气化痰药，肚腹渐胀；服行气分利药，睡卧不能，两足浮肿，小便不利，大便不实，脉浮大，按之微细两寸皆短。此脾肾亏损，朝用补中益气加姜、附，夕用金匮肾气加骨脂、肉果，各数剂，诸症渐愈，再佐以八味丸，两月乃能步履，却服补中、八味，半载而康。

【评析】咳嗽喘促者，是因脾胃虚不能生血，肝无血润而上乘脾胃，故见饮食难化、胸膈不利之症，是再用行气消导之品，虚以实治，则胃气解散，脾气下流，元气下陷，阴火夹痰上冲，下陷则肺无所受，为痰火所乘，故咳嗽喘促；肚腹渐胀者，服行气化痰药，寒凉损伤脾胃阳气也；睡卧不能，两足浮肿，小便不利，大便不实者，服行气分利药，渗利之品泻下焦元气，肾气虚不能化水，以致小便不利，水邪肆虐也。脉浮大而按之细者，阴气在内，阳气外越也；寸部不足者，阳气下陷也。故立斋朝用补中益气汤加炮姜、附子，以温经散寒，升发脾胃元气；夕则用金匮肾气丸合补骨脂、肉豆蔻，以补肾精固肾气，温阳以化气，如此则诸症渐愈；加服八味丸，补肾气，填肾精，精足则充于骨，乃能行步；至此，再专以补中、八味丸滋化源，补脾胃，生气血，而康健如初。后人有耻笑立斋用药常常一年半载，如此几死重证，善后调理，一有不慎，则有复发之虞，故必待其元气复，才可收功。常见同道有不善收尾者，病人似愈未愈，如男科诸证，往往因劳与起居饮食引发，拖延数年者比比，或当在立斋法与景岳法中探求。

　　案6. 一男子，素不善调摄，唾痰口干，饮食不美。服化痰行气之剂，胸满腹胀，痰涎愈盛；服导痰理脾之剂，肚腹膨胀，二便不利；服分气利水之剂，腹大胁痛，睡卧不得；服破血消导之剂，两足皆肿，脉浮大不及于寸口。朝用金匮加减肾气丸，夕用补中益气汤煎送前丸，月余诸症渐退，饮食渐进，再用八味丸、补中汤，月余自能转侧，又两月而能步履，却服大补汤、还少丹，又半载而康。后稍失调理，其腹仍胀，服前药即愈。

　　【评析】上案初起为脾虚不能生血，以致血不养肝而肝气上逆。本案初起"唾痰口干，饮食不美"，为脾胃不足，肾虚生痰，故用化痰行气，则伤脾胃，脾不能运则清阳不举，浊阴填塞上焦而胸满腹胀，脾虚下流乘肾，则肾不主液，而痰涎愈盛；再服导痰理脾，理脾则脾气更伤而肚腹膨胀，导痰则阳气郁伏阴分难出，肾不主事，故二便不利；更服分气利水之剂，则下焦元气为淡渗药所夺，以致肾虚不生血，血不荣肝，经脉不通则两胁胀疼，肝血不藏则魂无所居，而睡卧难得；见胁痛，误以为血气痹着肝经，而破血逐瘀，以致血气受损，故两足俱肿，仲景云血不利则为水，脉浮大不及于寸口者，阳气虚而郁曲在下，中上二焦空虚也。故立斋用六味丸补肾生血，加肉桂以通阳化气行水，朝用之者，以此证屡经导痰降气，阳气郁伏阴分，故借天时之力从肾托出；暮则阳气入里，故用补中益气汤送服金匮加减肾气丸，直入阴分，升举阳气，以期从阴出阳。如此肾气充实则能主水，而二便通利，肿自消；阳气出则脾肺气充，布散清阳而浊阴自降，胸腹胀满自除，渐可饮食。再用八味丸补命门火以生脾土，补中益气汤补胃气以养肺金，如此饮食消而水谷之气上行，经肺而化为血，血荣筋则渐能转侧，气血和合而成精，精藏肾中能生骨髓，故再而能步履。再服十全大补汤充养周身气血，服还少丹补肾生精，如此又半年而痊愈。是故可知，精血生成不易，耗费却速，遇真虚证万不可急躁求功。

案 7. 一男子，患前症，余为壮火补土渐愈，彼欲速，服攻积之剂，下血甚多。余诊之曰：此阴络伤，故血内溢，非所宜也。后果殁。又，一男子，胸膈痞闷，专服破气之药。余曰：此血虚之病也，血生于脾土，若服前药，脾气弱而血愈虚矣。不信，又用内伤之药，反吐血。余曰：此阳络伤也。后果然。

【评析】此两案皆为误治致死，当与本章第 3 "州同刘禹功，素不慎起居七情"案相参考。本章仅 9 案，举死者 3 案，其余各案皆挽狂澜于即倒，是可知当时因此证而死者甚多，更明教人见痰治痰之弊。《灵枢·百病始生》云："起居不节，用力过度则络脉伤。阳络伤则血外溢，血外溢则衄血；阴络伤则血内溢，血内溢则后血。"一案即以壮火补土治之，是可知脾肾俱衰，阳气郁伏，阴气内踞，当扶阳以消阴，阳气盛而胀满自除，饮食宽进。然患者不知此证本为阳气虚少，不能化浊，以致浊气填塞空窍而至胀满，因急于求功，而用攻积之剂，以致阳气下泄，不能统血，血气分离，神无所寄而殁。而二案起病本为血虚不养肝，肝气上逆以致胸膈痞满，却专用破气之药，耗散中焦元气，中焦元气虚则不能统血，阴火上乘，而病吐血，此亦为气血分离，故立斋断其必死。

另，此处所论之阴络伤或阳络伤，实为血脱之证，故常死于此，其证多见面色苍白、头晕眼花、心悸气短、爪甲不荣等症。如《丛桂草堂医案》："隆盛祥纸号王某，年二十五岁。自今年四月患便血症。初仅大便带血，缠延三月余，始来诊治。每日下血二十余次，血色或鲜或紫或淡，头晕心悸，精神疲惫，面色黄淡，脉息弦缓无力。此平日劳神太过。经云，阴络伤则血内溢。而缠延日久，失血过多，故气血大亏如此也，急宜止血，否则将暴脱而逝矣。遂以补养气血止血敛血之方。服一剂后，血即大减。二剂血即减至五六次。接服五剂痊愈。方用潞党参、白术、当归各二钱，炒熟地炭、白芍、赤石脂、枣仁、续断各三钱，升麻五分，煎服。"又，《临证指南医案·便血》："《内经》以阴络伤，则血内溢，盖烧酒气雄，扰动脏络聚血之所，虽得小愈，而神采爪甲不荣，犹是血脱之色，肛坠便甚，治在脾肾，以脾为摄血之司，肾主摄纳之柄故也。晚归脾去木香；早六味去丹、泽，加五味芡实莲肉阿胶丸。"

案8. 大方世家湖乡，离群索居，山妻赵氏，忽婴痰热，治者多以寒凉，偶得小愈，三四年余，屡进屡退，于是元气消烁，庚子夏，遍身浮肿，手足麻冷，日夜咳嗽，烦躁引饮，小水不利，大肉尽去，势将危殆。幸遇先生诊之，脉洪大而无伦，按之如无，此虚热无火，法当壮火之源，以生脾土，与金匮肾气丸料服之，顿觉小水溃决如泉，俾日服前丸及大补之药，二十余剂而愈，三四年间平康无恙。迄今甲辰仲春，悲哀动中，前症复作，体如焚燎，口肉尽腐，胸腹肿满，食不下咽者四日，夫妇相顾，束手待毙而已。又承先生视之，投以八味丸二服，神思清爽，服金匮肾气丸料加参、芪、归、术，未竟夕而胸次渐舒，陡然思食，不三日而病去五六矣。嗣后日用前二丸，间服逾月而起。至秋初，复患痢，又服金匮肾气丸料加参、芪、归、术、黄连、吴茱、木香，痢遂止，但觉后重，又用补中益气加木香、黄连、吴茱、五味，数剂而愈。大方自分寒素，命亦蹇剥，山妻抱病沉痼，本难调摄，苟非先生援救，填壑未免，今不肖奔走衣食于外，而可无内顾之忧矣。然则先生之仁庇，固不肖全家之福，亦不消全家之感也。斯言也，当置之座右，以为子孙世诵之，不肖尝待先生之侧，检阅医案，始知山妻奏效巅末，遂秉书纪二丸药之圣，且彰先生用药之神万一云。吴门晚学生沈大方履文再拜顿首谨书。

【评析】 若为痰热之实，岂有三四年不愈者，是但治其标，不见其本也。是此证初起即为肾虚生痰，后经医者反复寒凉攻伐，以致三阴俱虚。其遍身浮肿者，脾虚不能运化水液，水溢于肌表也；手足麻冷者，脾虚不能灌溉四旁也；日夜咳嗽，为脾虚不生肺也；烦躁引饮，为脾虚不生血，阳无阴涵而浮越于上也；小水不利者，因肾阴虚不能化气也；大肉尽去者，为精血虚不能营于周身也；脉洪大而无伦、按之如无者，因阳气在表而里极虚也。故立斋用金匮肾气丸，熟地、山药静顺以守将脱之元气，佐山茱萸酸温以敛之，茯苓、泽泻祛湿降气且能引阳下行，丹皮凉血活血且能散阴中伏火，附子、桂枝温肾则阳自回而生脾土，温经则气自化而小便出。如此则阳气回，小便出，脾土温。脾土温则运化水谷，水谷之气上朝，而变化为气血，渐增渐多则病愈。

后因悲哀复作，因悲则气消而下，脾胃之气下流，阴火上燎，夹痰上攻，克害肺金，而病痰热，且增体如焚燎，口肉尽腐，胸腹肿满，食不下咽者四日等症。李东垣云："脾胃气虚，则下流于肾，阴火得以乘其土位，故脾证始得，则气高而喘，身热而烦，其脉洪大而头痛，或渴不止，其皮肤不任风寒，而生寒热。"故立斋先用金匮肾气丸补肾通阳，以生脾胃，如此则痰热无根自降，而神思清爽。继用金匮肾气丸加参、芪、归、术以补气，如此则郁陷之阳气复于脾胃之上，阴浊之气自不能填塞于上，而胸膈渐宽，陡然思食，而病渐愈。因脾胃本虚，故至初秋热蒸湿郁之时，感天时之热则伤气，受时令之湿则气滞，内因外感，则血虚气陷湿郁，而患痢疾。立斋知其体质虚实，故用金匮肾气丸加参、芪、归、术以补血、温脾、益气，佐木香、黄连、吴茱以行气、散火、祛湿，一服痢止。然觉后重，是湿气不化也，故立斋去滋润之肾气丸，加五味以固肾，如此数剂而愈。

脾胃亏损暑湿所伤等症

（附：食生冷入房）

案1. 大司徒李蒲汀，南吏部少宰，时患黄疸，当用淡渗之剂，公尚无嗣，犹豫不决。余曰：有是病而用是药，以茵陈五苓散加芩、连、山栀，二剂而愈。至辛卯得子，公执余手而笑曰：医方犹公案也，设君避毁誉，喘残安得享余年，而遂付托之望哉？由是礼遇益浓。

【评析】《素问·平人气象论》云，目黄小便赤，安卧者曰黄疸。张仲景云，黄家所得，是湿得之。故黄疸者，因湿阻热郁，熏蒸上下，当利湿清热，初起热不盛当用茵陈五苓散渗泻为主，拖延日久里热已盛则当用栀子柏皮汤或茵陈蒿汤清热为主。茵陈五苓散出自《金匮要略》，茵陈与五苓散的比例为2∶1，是以茵陈之微辛微苦微寒为君，辛则能宣，苦则能降，寒则能清，气薄能通，清热而无凝涩之弊，祛湿而无助热之嫌，如此则胶黏之湿热能开，三焦畅而水道通；臣以五苓散化气行水，运脾胜湿，转输津液上行，兼能解表，则表里之湿或从小便出，或从微汗走。是茵陈五苓散正适合黄疸初起，里热不盛之证。而立斋治大司徒之黄疸，用茵陈五苓散加芩、连、山栀，是可知病虽初起，火热已炽，然里未结实，如此标本相合，故两剂而愈。患者疑虑淡渗之品者，以其为阳中之阴，主通主降，能从阳入阴，泻阴分之实邪，然若阴分无邪则肾当之，则肾中元气散也。立斋治《脾肾亏损小便不利肚腹膨胀》中数案，皆为肾气虚损，却用淡渗之品，走泻肾气，故有小便不利，下肢肿胀等症。然有病则病当之，自无此虞，实则当泄，虚则当补，不得孟浪。

　　案2. 应天王治中，遍身发黄，妄言如狂，苦于胸痛，手不可近，此中焦蓄血为患，用桃仁承气汤一剂，下瘀血而愈。

　　【评析】张仲景在《金匮要略》中论述黄疸病的病机时谈到"脾色必黄，瘀热以行"，唐容川解为："'瘀热以行'一个'瘀'字，便见黄皆发于血分，反气分之热，不能称瘀，小便黄赤短涩而不发黄者多矣。脾为太阴湿土，土统血，热陷血分，脾湿郁遏，乃发为黄。"故脾湿中阻，热伏血中不得从气分解散，是黄疸之基本病机。心主血，肝藏血，血热则不能归肝而扰于上，留为瘀血，故胸满痛而神明扰乱。故立斋用桃仁承气汤，其中大黄、芒硝、甘草为调胃承气汤主通腑泄热，加桃仁破瘀、肉桂活血，瘀血去，腑气畅通则血行无阻，其热自能转入气分，而从二便解散，是一服而愈。

　　此处之桃仁承气汤，即《伤寒论》中的桃核承气汤，治疗"太阳病不解，热结膀胱，其人如狂，血自下，下者愈。其外不解者，尚未可攻，当先解其外。外解已，但少腹急结者，乃可攻之，宜桃核承气汤"，后世注解《伤寒》者，多以本方为热结下焦，血热互结之专方，而观立斋所用，以心会之，而不限于此，是真知《伤寒》者也。而孙曼之老师得之当地老中医经验，凡小便黄赤涩痛，皆可用此方治疗，仲景但言热结膀胱，少腹急结，是不论气分血分皆可见此证，有是证则皆可用此方也。

案3. 太守朱阳山弟，下部蓄血发狂，用抵当汤而愈。

【评析】此案与上案病机同，皆为瘀血与热相结所致病也。其不同者，一在上焦，一在下焦也。在下焦当见小便利，大便黑，少腹胀满，拘急不舒，忽忽善忘，甚则发狂等症，故抵当汤治之。柯韵伯论抵当汤言："岐伯曰，血清气涩，疾泻之，则气竭焉；血浊气涩，疾泻之，则经可通也。非得至峻之剂，不足以抵其巢穴，而当此重任矣。水蛭，虫之巧于饮血者也；蛀，飞虫之猛于吮血者也；兹取水陆之善取血者攻之，同气相求耳；更佐桃仁之推陈致新，大黄之苦寒，以荡涤邪热。名之曰抵当者，谓直抵其当攻之所也。"

案4. 一儒者，每春夏口干发热，劳则头痛，服清凉化痰药，泻喘烦躁，用香薷饮，神思昏愦，脉大而虚，此因闭藏之际，不远帏幕为患，名曰注夏。用补中益气去柴胡、升麻，加五味、麦门、炮姜，一剂，脉益甚。仍用前药加肉桂五分，服之即苏，更用六味丸而痊。

【评析】冬不藏精，则至春肝木当令，精不能生血以滋之；至夏心火当令，血虚不能上荣。每至春夏口干发热者，因春夏阳气上浮，阴虚则无以济之，故口干、发热；阳气者，烦劳则张，故劳则头痛者，以阴不涵阳，阳气怒张也。原是肾精亏损，故用清凉化痰药则损脾胃阳气，以致脾气下流而泄泻；湿气下注而乘肾，是以阴火升腾而烦躁；肺因无胃气裹护，故直受阴火之害而喘促。以为感受时令之暑湿邪气，故用香薷饮取汗，汗则阳气与阴液俱出，阴精不守，阳气外浮，故脉大而虚，神思昏聩。故立斋用补中益气汤去柴胡、升麻之发散，合生脉饮以补两虚之气阴，加炮姜以暖中助阳，一服而脉益大者，是因下焦虚寒，心阳虚而不能入也，故少加肉桂补命门火以散阴寒，阳气回则神气苏；阳气即回，则专以六味丸补肾生血以合阳，如此阳得阴则化，而无升腾之害而病愈。

案5. 一儒者，体肥善饮，仲秋痰喘，用二陈、芩、连，益甚；加桑皮、杏仁，盗汗气促；加贝母、枳壳，不时发热，余以为脾肺虚寒，用八味丸以补土母，补中益气以接中气而愈。

【评析】体肥者，气虚于内；善饮者，热伏于肝。肝热则热灼阴血而生痰，血不归肝而气逆；肺主气，故中气不足则不能生肺，脾肺不足，则肝火易于上逆而乘脾侮肺，是此证当用补中益气送服六味地黄丸补脾肾以生血，略佐葛花、神曲之类消宿酒，散肝热。但见标热，不知本虚，而用痰热之药，则寒凉损胃，燥药伤脾，故病益甚；以为肺气不降，加杏仁、桑白皮以泻肺，以致肺气损伤而气促，表气不固而汗出；见其气促，以为胸紧不宽，再加贝母宣肺祛痰降气，枳壳行气宽胸，以致脾气下流，下乘于肾，肾阳不足，而不时发热。王太仆云，不时发热，是无火也。故立斋用八味丸以补土母，补中益气以接中气而生肺金，是谓滋其化源，元气复则必自愈。

案6. 一男子，夏月入房，食冰果腹痛，余用附子理中汤而愈。有同患此者，不信，别用二陈、芩、连之类而死。

【评析】夏日酷热，流火烁金，人之阳气亦应之而在外，不使暑邪侵袭，然热则伤气，故在内之脾胃常不足。此案起于夏月同房泄肾，肾不足则胃关不开，继则再用寒凉之物损不足之脾胃，凝滞气机，故脾虚不运而腹痛，是用理中汤以温补脾胃，加附子以生发肾阳，如此则标本兼顾。然不知此证原是肾虚胃寒，胃寒则心火不降，肾虚则阳气不藏，以致阳气外浮，而见面色红赤，心烦口干，胸闷吐痰等症，以为痰火，而用二陈、芩、连之类，清火祛痰，则胃更寒，肾更伤，如此则先后天俱愈而化源绝。现代因有空调和冰箱之利，这种情况尤其多见，医者也多治以清痰降火，病渐重者比比。

案7. 一男子，盛暑发热，胸背作痛，饮汤自汗，用发表之药，昏愦谵语，大便不实，吐痰甚多，用十全大补，一剂顿退，又用补中益气加炮姜，二剂痊愈。

【评析】盛暑发热，若真为暑热入心，当见发热汗出，面赤口干，胸闷心烦等症。本案却胸背作痛，此为暑热伤气，心阳不足，阴邪内生，填塞胸中；气虚则不能摄持津液，是服汤饮则汗出。医者不辨，见胸背痛以为寒邪闭表，故发表求汗，汗出则阳气与津液皆亡，神无所依则昏聩谵语，中气虚寒故大便不实，阳虚而津液不化，故痰吐甚多。是立斋先以八珍汤补气血，加肉桂以阴阳归宅，加黄芪以固表，是一剂顿退。继则以补中益气汤加炮姜，以补气温上，气温则阴邪自退，故两剂而痊。

肝脾肾亏损头目耳鼻等症

案1. 给事张禹功，目赤不明，服祛风散热药，反畏明重听，脉大而虚，此因劳心过度，饮食失节，以补中益气加茯神、枣仁、山药、山茱、五味顿愈。又劳役复甚，用十全大补兼以前药渐愈，却用补中益气加前药而痊。东垣云：诸经脉络，皆走于面而行空窍，其清气散于目而为精，走于耳而为听，若心烦事冗，饮食失节，脾胃亏损，心火太盛，百脉沸腾，邪害孔窍而失明矣。况脾为诸阴之首，目为血脉之宗，脾虚则五脏之精气皆为失所，若不理脾胃，不养神血，乃治标而不治本也。

【评析】 考李东垣诸书，并无立斋所引条文。在《东垣试效方·诸脉皆属于脉论》云："反十二经脉，三百六十五络，其血气皆上于面走空窍，其精阳气上散于目而为精，其别气走于耳而为听。因心事烦冗，饮食失节，劳役过度，致脾胃虚弱，心火大盛，则百脉沸腾，血脉逆行，邪害空窍，天明则日月不明矣，夫五脏六腑之精气，皆秉受于脾，上贯于目。脾者，诸阴之首，目者，诸脉之宗，脾虚则五脏之精气皆为失所司，不能归明于目也。"立斋当会心于此。而在李东垣《脾胃论·脾胃虚则九窍不通论》则可相与发挥，其文如下："胃者，行清气而上，即地之阳气也，积阳成天，曰清阳出上窍，曰清阳实四肢，曰清阳发腠理者也。脾胃既为阴火所乘，谷气闭塞而下流，即清气不升，九窍为之不利。"

东垣之意，气分阴阳，轻清之阳气上积为天，重浊之阴气下聚为地，在人而言则阴积下焦，阳朝上焦，故上焦心肺为清虚之地，头上诸窍皆为清空之窍，以其为天而受轻清之阳也，故浊阴填塞于上，则犹如天行地道，而失其健运之道，机窍不灵也。而气之升降在脾胃，脾胃为水谷之海，在中焦分清浊、司升降，气血皆赖此补充，故脾胃虚弱，则阳气不能上行而反从下泄，在下之阴浊得阳气之鼓动而渐升于上，阴浊填塞则耳目不明也。故其治当顾脾胃之虚实，使清气上升，浊气下降。

如此案目赤不明，好似火热在上，然用祛风散热药而反畏明重听者，是见脉大而虚者，而知其为上气不足。故当调脾胃，引胃中清阳上行，是用补中益气汤益元气、升清气；更加茯神、枣仁、山药以补益心阴，因目者心之使、神之见也；加五味敛上、山茱萸固下，以收耗散，如胃气充则脾气升，心阴复则神采现，而病自愈。再发而益甚，用十全大补汤大补气血，复加前药安养心神，待元气渐复，则复用补中益气汤加山药、茯神、枣仁、五味、山茱萸而病痊愈。

案2. 少宰李蒲汀，耳如蝉鸣，服四物汤，耳鸣益甚，此元气亏损之症，五更服六味地黄丸，食前服补中益气汤顿愈。此症若血虚而有火，用八珍加山栀、柴胡；气虚而有火，四君加山栀、柴胡。若因怒就聋或鸣，实用小柴胡加芎、归、山栀，虚用补中益气加山栀。午前甚用四物加白术、茯苓，久须用补中益气，午后甚用地黄丸。

【评析】耳鸣有虚有实，虚则如蝉如潮，实则如雷如车。此证耳鸣如蝉，为脾虚下流，阴火上冲，填塞空窍之证。故服四物汤则损害脾胃，阴火更盛，而耳鸣益甚。故五更用六味丸，于肺金当旺时以补肾水；饭前服补中，如此则脾胃旺，水谷之气易于上行。如此脾气升而阴火散，肾水生而耳自聪。

肝藏血，是血虚有火者，肝受之而病，肝病则胆亦从之而病，以胆受肝之余气也，胆火上逆则循胆经入耳中，故有耳鸣、耳聋之变。是血虚有火者，当用八珍汤补脾胃以生血，加柴胡从血分透出郁热，合栀子以清之。脾为至阴主生血，初病在气尚未及血，是气虚有火者，故以四君补脾，加山栀、柴胡以清火。若因怒而聋或鸣，是因肝经先自有火，怒而气上，火亦随之升动也，此又当察其虚实，实则肝郁化火也，故用小柴胡汤加栀子清透郁热，加芎、归辛润而散入血分，行肝经之郁，是肝胆两治，气血两调；虚则因脾虚阳气不升，肝气不能疏达而化火，补气升阳，则肝郁自化，故用补中益气汤，少加山栀以降火之治之。午前甚者，是上午阳气生发，扰动血中伏火，以致冲上也，故用四物汤清血分之热，加白术、茯苓健脾生血；久则需用补中益气汤，因脾虚不能生发，阳气郁积于下，化为阴火而上冲也；午后者，阴生阳降，当降而不降，是阴不能敛阳也，故用地黄丸补水，则阳气自藏而不扰于上。

案3. 少司马黎仰之，南银台时，因怒耳鸣，吐痰作呕不食，寒热胁痛，用小柴胡合四物加山栀、茯神、陈皮而瘥。

【评析】银台为官职，在宋明两代专管天下奏状案牍，因司署设在银台门内而得名。因怒耳鸣，寒热胁痛，是肝火郁于本经，因怒而激发上逆也；吐痰者，血热生痰，因火而升也；作呕不食，是肝木乘脾也。是此病起于肝家血虚而有火，因怒激而上扬，故用四物汤补血以润肝体，合小柴胡汤加山栀以清透肝胆经郁热，加茯神、陈皮与小柴胡汤中半夏、甘草成二陈汤以降气和胃祛痰，如此标本相合，可谓完备。小柴胡汤在近代多为退热解郁之用，然用其透发血分之热并不多见，立斋以小柴胡汤善治妇女之热入血室，而得出小柴胡汤可透发血分蕴结之热，可谓深得仲景之心。

案4. 尚宝刘毅斋，怒则太阳作痛，用小柴胡加茯苓、山栀以清肝火，更用六味丸以生肾水，后不再发。

【评析】 怒则太阳作痛，必因素体血虚肝燥，怒则气上而不复于下，火留于上而作胀作昏。故首当以小柴胡加茯苓、山栀以透泄肝火，继则用六味丸补水涵木，如此则火去而血生。故其后虽有烦劳而阳气张，盛怒而阳气上，此病终不复发，因阴血已复，与气偕行，故阳气不能化火，终必随血下归于肝。

案5. 一儒者，两目作痛，服降火祛风之药，两目如绯，热倦殊甚，余用十全大补汤数剂，诸症悉退，服补中益气兼六味丸而愈。复因劳役，午后目涩、体倦，服十全大补而痊。

【评析】 两目作痛，服降火祛风之药，两目如绯，热倦殊甚，可知此证非为实火，而为虚火也。虚火者，阴分不足，不能敛阳，身中阳气动而化火。故祛风则虚阳更炽而伤血，降火则脾寒而不能生血，目得血而能视，今血更伤而热亦炽，故两目如绯，热倦殊甚。是立斋用八珍汤补气以生血，加肉桂以引浮阳，加黄芪以充体表，如此则血气生而本立，阳气降而目痛除，表气充而体倦去。继用补中以补脾散火，六味以补水生血，如此而渐愈。复因劳役伤脾，脾气伤不能生血，湿气下流肾间则阴火升腾，故目涩、体倦，更服十全大补汤补气养血而痊。

案6. 一男子，房劳兼怒，风府胀闷，两胁胀痛，余作色欲损肾，怒气伤肝，用六味地黄丸料加柴胡、当归，一剂而安。

【评析】 房劳则精伤于下，怒气则血充于上，是肝肾精血亏虚，而阳气上扬，故风府胀闷，两胁胀痛。是立斋作色欲损肾，怒气伤肝治，用六味地黄丸以补肾生精，且茯苓、泽泻能降浮阳，加当归引精生血，使血归肝，加柴胡以疏达肝郁，如此则精血复而郁气除，而病自愈。

案7. 一儒者，酒色过度，头脑两胁作痛，余以为肾虚而肝病，亦用前药顿安。

【评析】色则伤精，酒先入胆，胆气激扬则肝血亦从之而升。精虚则不生髓，髓海空虚为虚火所乘，而见头脑胀痛等症；血虚而肝逆，则气郁不行而两胁作痛。故立斋之治，同上案用六味补肾生精，加当归引血归肝，加柴胡以疏解胆热。

案8. 一男子，面白鼻流清涕，不闻馨秽三年矣，用补中益气加麦门、山栀而愈。

【评析】面白者，脾虚而气不荣于上；清涕者，脾虚不固津，而为风所扰；不闻馨秽者，脾虚而不能知周，经云："脾者，谏议之官，知周出焉。"是立斋用补中益气汤充养脾肺而气充，加麦冬以补肺滋津，加栀子以清血分之火，以风邪久客，耗散津液，郁久热生。此案所病当为现在的过敏性鼻炎，鼻炎因于气虚者，或可效法。

案9. 一男子，年二十，素嗜酒色，两目赤痛，或作或止，两尺洪大，按之微弱。余谓少年得此，目当失明。翌早索途而行，不辨天日，众皆惊异。余与六味地黄料加麦门、五味，一剂顿明。

【评析】素嗜酒色者，精亏于下，火动于上，故两目不能得血而视，反受血中所伏之阴火而眼赤痛；或作或止者，可知此火非实，故因人身正气之虚实而起作。两尺主肾，其脉洪大，按之微而弱者，精气不藏，阴火内伏也。血虚火浮，老年得之，因其天癸渐竭，而或为常；而青年意气风发，血气方刚者得之，则为生化源绝，再经劳役，阳气怒张，精血不涵，目但受其火，而无血滋之，故立斋断为目当失明。是当滋化源，以六味补水生血，血生则眼明，加五味、麦冬以补肺，滋肾之化源，且滋肺则肺气降，肺气降则虚火降，眼自清。

附：一儒者，日晡两目紧涩，不能瞻视，此元气下陷，用补中益气倍加参、芪，数剂痊愈。又，一男子，亦患前症，服黄柏、知母之类，更加便血，此脾虚不能统血，肝虚不能藏血也，用补中益气、六味地黄而愈。

【评析】此两案见于上卷第二章《饮食劳倦亏损元气等症》，不再赘言。

脾肺肾亏损小便自遗淋涩等症

案 1. 大司徒许函谷，在南银台时，因劳发热，小便自遗，或时不利，余作肝火阴挺不能约制，午前用补中益气加山药、黄柏、知母，午后服地黄丸，月余诸症悉退。此症若服燥剂而频数或不利，用四物、麦门、五味、甘草。若数而黄，用四物加山茱、黄柏、知母、五味、麦门。若肺虚而短少，用补中益气加山药、麦门。若阴挺、痿痹而频数，用地黄丸。若热结膀胱而不利，用五淋散。若脾肺燥不能化生，用黄芩清肺饮。若膀胱阴虚，阳无以生而淋沥，用滋肾丸。若膀胱阳虚，阴无以化而淋涩，用六味丸。若转筋小便不通，或喘急欲死，不问男女孕妇，急用八味丸，缓则不救。若老人阴痿思色，精不出而内败，小便道涩如淋，用八味丸料加车前、牛膝。若老人精已竭而复耗之，大小便道牵痛，愈痛愈欲便，愈便则愈痛，亦治以前药，不应，急加附子。若喘嗽吐痰，腿足冷肿，腰骨大痛，面目浮肿，太阳作痛，亦治以前药。若痛愈而小便仍涩，宜用加减八味丸以缓治之。（详见《褚氏遗书·精血》，但无治法。）

【评析】"精未通而御女以通其精，则五体有不满之处，异日有难状之疾，阴已痿而思色以降其精，则精不出，内败小便道涩，而为淋。精已耗而复竭之，则大小便道牵疼，愈疼则愈欲大小便，愈便则愈疼"（《褚氏遗书·精血》），是精血亏虚能致大小便不利，当无疑义，然褚氏但言现象而不及于理。《素问·六节藏象论》云："脾、胃、大肠、小肠、三焦、膀胱者，仓廪之本，营之居也，名曰器，能化糟粕，转味而入出者也。"是可知营气常居六腑，六腑之通降入出，皆因受气于营，故营气亏则六腑不荣而不通，不通则为涩为痛也。营气藏于脾，行于脉，与血共居，互相转化，是血亏则营亦不足，然血生于精，是精亏则营血必不足也，不足则六腑不荣，而有淋、秘之变。

而本案起于劳倦，劳倦伤脾，脾气下流，下乘于肾，以致阴火上行，故有发热之症；肾为脾乘则不约，故小便自遗，或小便不利；肾间阴火炽盛，则不能藏精生血，血不足则肝体燥而宗筋失润，发为阴挺。故立斋午前用补中益气汤加山药、知母、黄柏，升举元气，清散下焦阴火；午后阴生则用六味丸补肾生精，火散则阴自不扰，精生则肝体自润，治病求本，不治病而病自解。

又，知母、黄柏不单有清火之能，且能固摄下焦阴气，故东垣见下肢痿软、小便不利或不约者，多用黄柏、知母，而朱丹溪从此说，单用一味黄柏而为大补阴丸，此与后世所论之补阴不同，当留意。

再，阴挺一证，后世所论多为妇女子宫脱垂，立斋在此所论为阴茎挺纵不收、痿而不举之证，因脾虚湿流，土气下乘，肾虚有火，湿热相合，大筋软短，小筋弛长，是知母、黄柏之用，也为理所当然。

立斋举案于前以为纲，又列出种种治法，让人知变通。

若服燥剂而频数或不利，用四物、麦门、五味、甘草者，是因燥药伤阴助热，下焦阴亏有热，故以四物汤祛血分之热，加五味子、麦冬滋肺生水，加甘草泻火补中。

若数而黄，用四物加山茱萸、黄柏、知母、五味、麦冬者，此为下焦阴分热伏，故用四物汤行血活血凉血，加山茱萸以固摄，知母、黄柏以清泻，五味、麦冬滋化源以生肾水。

若肺虚而短少，用补中益气加山药、麦冬者，以肺主通调水道，故肺气闭则小便少或闭，甚则身体肿胀（如"提壶揭盖"诸法），肺气虚则上不摄下，而小便自遗或小便不利（如《金匮·肺痿肺痈咳嗽上气病脉证治》甘草干姜汤证），肺阴虚则小便涩少或不通，如立斋此例。

若阴挺、痿痹而频数，用地黄丸者，此为肾虚不能生血，血不荣筋，为湿热所克，故用六味丸之熟地、山茱萸、山药补阴生血，茯苓、泽泻、丹皮利湿清热。

若热结膀胱而不利，用五淋散者，当见少腹拘急不舒，小便频急，却淋涩不通等症。无形之热得有形之水，积而不散，热灼络脉故涩痛，热性奔迫故频急，热性升腾故不利，是以赤茯苓泄水通淋，山栀子合灯心草使热经三焦从小便而出，当归、芍药和营行血，以营气居六腑，主腑气之出入流通，辅以甘草补气和中，如此则热随水而下泻，营得充而脉通，故以五淋散加减通治淋证，至今在临床上都非常常用。

若脾肺燥不能化生，用黄芩清肺饮者，以肺主通调水道，且能生肾水，故肺热则气不下行，而水道不通，小便淋秘，是用黄芩清肺热，用栀子使胸膈之热从小便而出，如此则肺气降而水道通，水道通则小便自利。

若膀胱阴虚，阳无以生而淋沥，用滋肾丸，此则当参本卷第三章《脾肾亏损小便不利肚腹膨胀等症》第1案中所引李东垣"治长安王善夫"案。邪热阻于膀胱，既可损伤膀胱中的阴血，亦可消耗肾中的阳气，因热则伤气故也。膀胱中阴血为邪热所迫，阳气不能独行，故小便涩滞疼痛，以滋肾丸治之。其中黄柏、知母同能清下焦之热，黄柏入血，血热去则阴不扰而固，知母入气兼能滋肾；又恐寒凉凝涩气机，血中伏热反不能出，故反佐肉桂行血活血，且能助膀胱气化，如此则邪热去而阴固，阴固则阳有所根，气化出而小便行。

若膀胱阳虚，阴无以化而淋涩，用六味丸。此所谓膀胱阳虚者，因精能化气，故肾经精血不足，则阳气不能化生，膀胱无阳以化，故津液不化，上则泛为痰，下则小便淋涩，是此证当兼见腰膝酸软，口干发热吐痰等症。

若转筋小便不通，或喘急欲死，不问男女孕妇，急用八味丸，缓则不救。转筋者，筋脉拘急强直也，此为血气不行，不能荣养筋脉；兼见小便不通者，肾虚不能化气。故用六味丸滋肾生血，加肉桂、附子化气行经，气化则小便出，经行则血脉通，通则筋润而柔，而病自解。或喘急欲死者，是肾不纳气，气从上脱，故急当用纳气归原，而用八味丸。

若老人阴痿思色，精不出而内败，小便道涩如淋，用八味丸料加车前、牛膝。此为败精阻窍，故通其窍而淋涩自止，以老人精血亏虚，故用八味丸气血两补，加牛膝、车前子以利窍，其中牛膝滑窍通利之功尤其当注意，《本草通玄》云："按五淋诸证，极难见效，惟牛膝一两，入乳香少许煎服，连进数剂即安，性主下行，且能滑窍。"故前辈有云，遗精证不可用牛膝，信其不诬也。

若老人精已竭而复耗之，大小便道牵痛，愈痛愈欲便，愈便则愈痛，亦治以前药，不应，急加附子。前药者，八味丸也，此为肾中阳气不足，阳气郁陷不升，攻冲于下，故愈痛愈欲便；其愈便则愈痛者，因愈便则阳气随二便下行，故愈不能升浮而愈疼，是当用八味丸补益升阳，阳气升则病自除，若不愈是阳欲行而阴阻之，故当加大附子用量以扶阳行经。

若喘嗽吐痰，腿足冷肿，腰骨大痛，面目浮肿，太阳作痛，亦治以前药。喘嗽吐痰者，肾虚生痰，痰气上攻，气不能回，下焦空虚也；腿足冷肿者，下焦无阳以护也；腰骨大痛者，阳气不足，阴寒内踞下焦也；面目浮肿者，肾阳亏虚，水液不化，溢于皮肤也；太阳作痛者，肾虚气逆也，故当用八味丸加大桂、附用量，逐阴邪，通经络，回阳气，暖脾肾。

若痛愈而小便仍涩，宜用加减八味丸以缓治之。痛愈而小便仍涩者，是血气渐复，阳气不足不能化气，故用六味丸补阴血，加肉桂助肾化气，气化则小便自利。

案 2. 司徒边华泉，小便频数，涩滞短赤，口干唾痰，此肾经阳虚热燥，阴无以化，用六味、滋肾二丸而愈。

【评析】初看此案，从症状上看，多半都会以为此处的"肾经阳虚热燥"当为"肾经阴虚热燥"，从其用药知柏地黄丸加肉桂治疗，更可以确定这个看法。可是结合后面的叙述则又可知，立斋此处所论确为"阳虚"，以阴得阳则化，阳得阴则生。那么此处到底何意呢？寒伤形而热伤气，故燥热阻于膀胱，则小便频数，涩滞短赤；膀胱内应于肾，肾中阳气温化水饮，则气化出而小便行。因燥热阻于膀胱，故伤及肾中阳气，所以立斋有"肾经阳虚热燥"之说。肾中阳气不足，不能蒸腾津液以化气，津液反被邪热灼烧成痰，故口干唾痰。故立斋用滋肾丸以通阳，祛邪热，通阳气；六味丸补肾生精，精化气，阳气行于膀胱，则津液化而小便行。

又，此处之难解在于邪气与正气的关系，邪热虽热而不能化津液，一如《伤寒论》之"邪热不杀谷"。邪热炽盛不单不能消谷化饮，反能损伤阳气，此不可不知。

另，记得初跟赵红军师兄学习的时候，师兄向我提问，问："阳虚和阴虚是否可以同时存在于一个人身上？"因为没有思考过，乍听起来有点蒙。众所周知，肾中藏有阴阳，或者阴病及阳，或者阳病及阴，都会出现阴阳两虚的情况。可是我并没有从整体考虑过这个问题，除了肾中的真阴真阳，身体的五脏六腑也都禀赋阴阳，阴阳气之多寡往往都不平均，即如肾阳虚和肺阴虚，胃阳虚和肾阴虚，又如本案的膀胱热燥伤气，以致肾中阳虚，这些都是临床非常常见的，但是我们现在的临床上却往往把眼光局限于一点，这点是尤其值得今天的我们注意的。

案 3. 司马李梧山，茎中作痛，小便如淋，口干唾痰，此思色精降而内败，用补中益气、六味地黄而愈。

【评析】精藏于肾，为心神之本，故《内经》云，火位之下，阴精承之。是神静则精固，神动则精摇，故丹溪主张寡欲以制相火，相火不动则肾精藏而五脏俱实。是心思淫乱，则精自下行，精流而不出，阻于窍间，故茎中作痛，小便如淋；口干者津液不能上承，唾痰者肾虚水泛。立斋用补中益气汤补脾益气，用六味地黄丸补阴降浊散火，如此血气渐复而愈。另，此处用补中益气汤，当见身体乏倦，气短乏力，甚则气喘发热等症。

案4. 考功杨村庵，口舌干燥，小便频数，此膀胱阳燥阴虚，先用滋肾丸以补阴，而小便愈，再用补中益气、六味地黄以补肺肾而安。若汗多而小便短少，或体不禁寒，乃脾肺气虚也。

【评析】口舌干燥是气分有热，以致津液不化不能上朝；小便频数为火伏下焦，逼迫津液外出，故立斋言膀胱阳燥阴虚。先用滋肾丸清热滋阴，兼行滞阳，热去阳行，气化出而小便愈。此案口虽干而无痰，尿虽频数而不涩疼，故以燥热为主，阴血尚未大伤，故初步只用滋肾丸而不用六味丸。后再用补中益气汤补脾肺之元气，用六味地黄汤补不足之阴血，气能生血，血能载气，气血生化而成精，藏于肾中，是为滋化源，为善后之法。

若汗多而小便短少者，是脾肺气虚不能固摄津液，津液不能下行，故津液匮乏而小便短少，当用补中益气汤加麦冬、五味子，以滋脾肺，脾肺充则三焦通利而津液自下；若体不禁寒而小便短少者，是脾肺阳虚，上不摄下，当用补中益气汤加炮姜，即为补中益气汤合《金匮》甘草干姜汤。

案5. 司空何燕泉，小便赤短，体倦食少，缺盆作痛，此脾肺虚弱，不能生肾水，当滋化源，用补中益气、六味丸加五味而安。

【评析】体倦食少者，脾虚气陷也；缺盆作痛者，肺虚不足也。故此处之小便赤短，立斋断为脾肺虚弱不能生肾水，肾水不足则不生血，血气不能荣养脏腑，以致阴停阳滞，而小便赤短。故用补中益气汤补脾肺之气，用六味地黄汤补肾生血，加五味子敛脾肺之气降入下焦以生肾气，是为滋化源。又，此案不见口干与小便频数，故不为实热，而为阴虚，故不用滋肾丸。

案6. 商主客，素膏粱，小便赤数，口干作渴，吐痰稠粘，右寸关数而有力，此脾肺积热遗于膀胱，用黄芩清肺饮调理脾肺，用滋肾、六味二丸，滋补肾水而愈。

【评析】膏粱之品，多气厚，气厚则发热，热踞于内，灼伤元气，则脾不能为胃行津液，津液不化，被火热炼化为痰，故口干作渴，吐痰黏稠；右寸关数而有力者，脾肺气分有热也；痰火上阻于肺，肺气不能下行，则三焦水道不通，津液不行而化为湿，湿与热相合，下流于膀胱，膀胱为湿热所阻，故小便赤数；肺气不能下行，故肾经化源绝而肾虚。是立斋先用黄芩清肺饮清脾肺之火，其中黄芩清肺火，栀子降胸膈间之火，火降则痰降，痰降则气清而肺气行，肺气行则肾水得生，下焦痰火无源。继以六味丸补肾水，用滋肾丸清热燥湿化气，如此精血复而小便畅，病乃愈。

又，肾虚不能制水，津液不化，转化为痰，而有口干吐痰，其痰多清稀；肝热蒸腾血分，炼液成痰，痰虽浓而必不口干，以蒸腾血分以上朝也。至如此案，口干作渴，吐痰黏稠，上焦有热必无疑也。不然口干有痰，痰稀易出，小便频数，当如本章案2，用六味丸合滋肾丸以治之。

再，火降则痰降，痰降则气行，李时珍自身的经验，当可与此案参考，据其自述云："予年二十时，因感冒咳嗽既久，且犯戒，遂病骨蒸发热，肤如火燎，每日吐痰碗许……皆以为必死也。先君偶思东垣治肺热如火燎，烦躁引饮而昼盛者，气分热也。宜一味黄芩汤，以泻肺经气分上火。遂按方……顿服，次日身热尽退，而痰嗽皆愈。药中肯綮，如鼓应桴，医中之妙，有如此哉。"

案7. 一儒者，发热无时，饮水不绝，每登厕小便涩痛，大便牵痛，此精竭复耗所致，用六味丸加五味子及补中益气，喜其谨守得愈。若肢体畏寒，喜热饮食，用八味丸。

【评析】发热无时者，看似有热，实为肾水虚，不能涵阳，阳气不得阴气拥抱，时浮于外而发热，故王太仆云："热动复止，倏忽往来，时动时止，是无水也"；饮水不绝者，是肾水不足，无以化阳，故膀胱不能气化而口渴不止；每登厕小便涩痛，大便牵痛者，肾水不足不能生血，以致营气不足，不能流通六腑，六腑不荣，不荣则痛。故立斋以六味地黄丸加五味以补肾敛精，如此阳得阴而拥抱，自不发热；用补中益气以补脾生肺，肺气足则气降而生肾水，肾水生肝血，血行六腑，则诸症退，是滋其化源。若肢体畏寒，喜热饮食，而见小便涩痛，大便牵痛者，是命火不足，不能生脾，脾营不足，不能流通六腑，六腑无血以荣，故有此病，故当用八味丸补命门而愈。

案8. 儒者杨文魁，痢后，两足浮肿，胸腹胀满，小便短少，用分利之剂，遍身肿兼气喘。余曰：两足浮肿，脾气下陷也；胸腹胀满，脾虚作痞也；小便短少，肺不能生肾也；身肿气喘，脾不能生肺也。用补中益气汤加附子而愈。半载后因饮食劳倦，两目浮肿，小便短少，仍服前药顿愈。

【评析】痢后下焦空虚，以致气化不出，水邪泛滥，故见小便短少，两足浮肿。本为肾虚，再用分利之药则肾气更伤，肾气伤则水愈不化而身肿，肾气不藏，元气上奔则喘。然既为肾虚不能化水，为何不用张仲景之八味丸，而用补中益气汤加附子治疗？此处之辨在胸腹胀满，盖命火不能生脾土，脾土不运，饮食当减少，甚或不消，若见胸膈胀满，此为阴邪填塞上焦，断不可再用熟地、山药之滋腻，以助长阴邪，当斡旋脾胃以升清，清升浊自降，故立斋用补中益气益中气升清气，加附子以行经络中阴邪，如此则清气升而浊邪去，故病愈。饮食不节则伤胃，形体劳役则伤脾，脾胃伤则不能生肺金，肺气不足则不能布津液，行水道，故两目浮肿，小便短少，是仍服前药而愈。

案9. 甲戌年七月，余奉侍武庙汤药，劳役过甚，饮食失节，复兼怒气。次年春茎中作痒，时出白津，时或痛甚，急以手紧捻才止，此肝脾之气虚也，服地黄丸及补中益气加黄柏、柴胡、山栀、茯苓、木通而愈。至丁酉九月，又因劳役，小便淋沥，茎痒窍痛，仍服前汤加木通、茯苓、胆草、泽泻及地黄丸而愈。

【评析】七月湿蒸热聚，又逢劳役伤脾，饮食伤胃，怒气伤肝，是脾胃虚而感湿热，因其时邪气尚微，故不即病。然脾胃虚则不能生血，肝虚则不能藏血，至第二年春季阳舒木展之时，阳气上行，血气随之，以致下焦空虚，湿热乘机下陷，浸淫肝经。其茎中作痒者，血虚不荣也；茎出白津且痛者，湿热浸淫也。故用地黄丸以补肾散火祛湿，用补中益气汤补脾益气，加黄柏祛湿热固阴气，加柴胡、山栀、木通以平肝泻火，合茯苓渗泻湿热从小便出，如此而渐愈。至其再经劳役，脾虚生湿，湿热下流，乘于宗筋，故小便淋沥，茎痒窍痛，是用补中益气补脾胃，益元气，加木通、茯苓、胆草、泽泻以渗泻肝经湿热，兼用地黄丸以补血祛湿，如此则湿去、血生、气复而病愈。

案 10. 大尹顾荣甫，尾闾作痒，小便赤涩，左尺脉洪数，属肾经虚热，法当滋补。彼不信，乃服黄柏、知母等药，年许，高骨肿痛，小便淋沥，肺肾二脉洪数无伦。余曰：子母俱败，无能为矣。后果殁。

【评析】平人尺脉，当沉而实，以合肾藏精之理。此案左尺洪数，尾闾作痒，痒则为虚，故立斋断为肾经虚热，当因脾胃空虚，湿气下流而乘肾，以致阴火出于肾间，鼓荡于下焦，故尾闾作痒，小便赤涩，是当用补中补脾益气，升散阴火，用六味丸补肾生血，以安下宅，如此则下焦实，阳气升，阴火自散。然病者不信，以为实火，执用苦寒清火之药，元气愈陷则阴火愈炽，以致小便淋漓，腰间高骨肿痛，《素问·生气通天论》云"因而强力，肾气乃伤，高骨乃坏"，此皆为肾气大伤之征，其肺肾二脉洪数无伦者，是肺肾两经阳气外散，子母之气离决，故立斋辞而不治。

案 11. 余甲辰仲夏，在横金陈白野第，会其外舅顾同崖，求余诊脉，左尺涩结，右寸洪数。余曰：此肺金不能生肾水，诚可虑。果至季冬茎道涩痛如淋，愈痛则愈欲便，愈便则愈痛而殁。

【评析】左尺涩结是阴血不足，血枯而流行不畅；右寸洪数是肺为心火所乘，不能收敛降气，气不降则血不回，而肾水不充也。故当用生脉饮以补气、敛肺、生津，四物汤补血、行血、凉血。不听立斋言，至冬季万物闭藏，阳气入里，因阴血虚少而气滞涩，故阳不行而阴不化，郁而不出，积而为热，阻于膀胱，故茎道涩痛如淋，愈便而愈痛者，因愈便而阳气愈陷而不出也。

脾肺肾亏损虚劳怯弱等症

案 1. 庶吉士黄伯邻，发热吐痰，口干体倦，自用补中益气汤不应，余谓：此金水俱虚之症，兼服地黄丸而愈。后背患一疖，烦痛寒热，彼因前月尝偕往视郭主政背疽，郭不经意，余决其殒于金旺之日，果符余言。已而郭氏妻孥感其毒，皆患恶疮，伯邻所患与郭患同，甚恐。余曰：此小疮也，憎寒等症，皆阴虚旧症，果是疮毒，亦当补气血，余在第就以地黄丸料煎与，服之即睡，良久各症顿退。自后常有头面耳目口舌作痛，或吐痰眩晕之类，服前药即愈。后任都宪督盐法道，出于苏，必垂顾焉。

【评析】发热吐痰，口干体倦，是因脾胃亏虚，下乘于肾，阳气不能升发，化为阴火，上乘土位，故脾不运则口干，脾不周则体倦，脾不能生肺，阴火上乘则发热，肾虚则生痰。故单用补中益气汤以实中焦之元气则不应，加服六味丸补肾水则痰自降而气自平，而病愈。后背生一疖，疖者皮肤浅处所生之疮疡，为营气不周于体表，而卫气不能偕行，郁而化热成痛肿，《素问·生气通天论》云："营气不从，逆于肉理，乃生痈肿。"此证或起于外感六淫，或其于内伤，内伤者多为血气不足，营气不行所致。如本案所述，即为营气不足，不能周行于表，卫气不能从而外出，郁居太阳经表，故发热恶寒，背中生疖。是立斋用六味地黄汤补肾生血，血足则营充，营充则气自周，而病自愈。其后头面耳目口舌作痛，或吐痰眩晕之类，不过皆肾水不足，阴火上燎而已，故立斋皆付以六味丸治之。

案2. 少司空何潇川，足热口干，吐痰头晕，服四物、黄连、黄柏，饮食即减，痰热益甚，用十全大补加麦门、五味、山药、山茱而愈。

【评析】肾虚不足，阳气内陷下焦故足热；阳气在下，以致在上的阳气不足，故而头晕；肾水不能上承故口干；肾虚不能主水则生痰。当用六味丸实肾气，佐以补中托举阳气上行，阳气上行则足热、头晕当愈，阴血滋生则口干吐痰自消。不知此为肾虚阳陷，而以为血虚有热，用四物汤加黄连、黄柏，连、柏苦寒伤胃，故胃纳减；阳气得寒而郁闭愈紧，故痰热益甚。是立斋用八珍汤补气以生血，加黄芪以托气外出，加肉桂从肾中举阳上行，加麦冬、五味补肺以为肾水生化之源，加山茱萸、山药合方中熟地填补肾中空虚，如此下实上充，病当自愈。

案3. 一儒者，或两足发热，或脚跟作痛，用六味丸及四物加麦门、五味、玄参治之而愈。后因劳役，发热恶寒，作渴烦躁，用当归补血汤而安。

【评析】肾水不足，则不能生精，精不足则不能生髓，髓不足则骨不充而骨病。故足跟热且疼者，是肾水不足，阳气下陷，郁而不出，立斋以六味丸补肾生水，加当归、川芎、芍药以行阴分之郁滞，加麦冬、五味、玄参补肺降虚火以生肾水。若足跟发热且疼，兼见身体乏倦之症，为脾胃元气下流，当兼用补中益气汤，李东垣所谓："脾病则下流乘肾，土克水则骨乏无力，是为骨蚀，令人骨髓空虚，足不能履地。"后因劳倦伤脾，脾不足则肺气不充，不能固护于外而发寒热；脾不输津故口渴；素来阴血不足，血不养心而烦躁。故立斋用东垣当归补血汤，以大剂黄芪补托元气，少加当归以润心，且能引气入血分以生血，如此则表固而寒热止，气升而口渴解，血润而烦躁息。

案4. 儒者刘允功，形体魁伟，冬日饮水，自喜壮实。余曰：此阴虚也。不信，一日口舌生疮，或用寒凉之剂，肢体倦怠，发热恶寒，余用六味地黄、补中益气而愈。

【评析】此处之饮水，为饮冷水，因为明代还没有保温瓶。儒者刘允功，见于上卷第1章《元气亏损内伤外感等症》中第9案，为不慎酒色之人。因其不慎酒色，故肾虚有热当无疑，然其自见魁伟，以为阳气健旺，不知此为阴虚所致，正如《素问·调经论》所云，阳虚生外寒，阴虚生内热者，此时常服六味丸即可。然不信此说，待其口舌生疮，恣用寒凉损伤中气，以致肢体倦怠，发热恶寒，始悟立斋之言。故用六味丸补阴以配有余之阳，服补中以补损伤之脾胃而病愈。

案5. 一男子，腿内作痛，用渗湿化痰药，痛连臀肉，面赤吐痰，脚跟发热。余曰：乃肾虚阴火上炎，当滋化源。不信，服黄柏、知母之类而殁。

【评析】腿内属三阴，三阴亏虚，邪气乘其虚而流注，故湿为标，虚为本。是腿内作痛，用渗湿化痰药，反痛连臀肉者，以脾主肉，其苦燥伤脾也；面赤吐痰，脚跟发热者，以淡渗伤下损肾，肾不足则水饮不化而泛化为痰，下焦空虚则阳气内陷而足热。当用十全大补汤加山药、山茱萸之类，以补气血，托阳气，散阴火。不信，而用黄柏、知母之类，寒凉伤阳，阳气绝则死。

案6. 余甥居宏，年十四而娶，至二十形体丰浓，发热作渴，面赤作胀，或外为衄血，内用降火，肢体倦怠，痰涎愈多，脉洪数鼓指。用六味丸及大补汤加麦门、五味而痊。

【评析】十四而娶，则天癸未满而动其精，虽形体丰浓，而肾水不足也可知。是其发热作渴，面赤作胀者，盖因少年之人，禀木火之体，无阴血以柔，而阳浮于上。故外为衄血，内用降火，不足以祛其火，反动其血而伤其气，以致肢体倦怠，

痰涎愈多。其脉洪数鼓指者，是阴血虚极，不能充脉，火留脉中，鼓荡其间。是立斋用十全大补汤，补气血，散阴火，合六味丸以急固其肾，加麦冬、五味以补肺滋肾之化源也。此案与上案相类，一死一生，使医家警醒，病者感叹。

案7. 余甥凌云汉，年十六，庚子夏作渴发热，吐痰唇燥，遍身生疥，两腿尤多，色黯作痒，日晡愈炽，仲冬腿患疮，尺脉洪数。余曰：疥，肾疳也；疮，骨疽也，皆肾经虚症。针之脓出，其气氤氲，余谓火旺之际，必患瘵症。遂用六味地黄、十全大补，不二旬诸症愈而瘵症具，仍用前药而愈。抵冬娶妻，至春其症复作，父母忧之，俾其外寝，虽其年少，谨疾，亦服地黄丸数斤，煎药三百余剂而愈。

【评析】庚子年金气太过，燥气流行，肝木受邪，上半年少阴君火司天，下半年阳明燥金在泉，夏季正当三气之少阴君火加临少阳相火，两火相炽上犯燥金，燥金不下，肺气不宣，故火易郁于肌表。人在气交之中，感而发病者，必也因其素体阴虚血燥。如此案作渴发热，吐痰唇燥，有似里热，然遍身生疥，两腿尤多，色黯作痒，可知此为阴证，因三阴不足，湿气下流，阴火上冲，湿阻火郁肌肤之间而发病也；日晡愈炽者，脾胃不足之征；其仲冬腿患疮，尺脉洪数者，冬季阳气入里，闭藏于肾，因肾水不足，阳气无阴血匹配，与下流之湿相合为病也。故立斋先用针祛其脓，治其标。继则用十全大补汤合补气血，托阳气，散阴火，合六味丸以补肾渗湿。如此则阴血复，阳气升，湿邪去，肌肉充而疮疥去。疮疥去而瘵证发者，因阳气郁陷于下，久而成毒，经升提而上，心肺受之，故有骨蒸潮热，午后为甚，倦怠乏力，盗汗咳嗽，甚则痰涎带血等症，故立斋仍用前药，充实气血，发散郁火而病愈。至冬取妻，而伤其不足之精，故至春而病复发，令其单身独卧，专以六味补肾水，服药1年，肾精充而愈。由此可知，阴血易耗而难成，可不慎乎！

案8. 其弟云霄，年十五，壬寅夏，见其面赤唇燥，形体消瘦。余曰：子病将进矣。癸卯冬复见之曰：子病愈深矣！至甲辰夏，胃经部分有青色，此木乘土也，始求治。先以六君加柴胡、芍药、山栀、芜荑、炒黑黄连数剂，及四味肥儿、六味地黄二丸，及参、苓、白术、归、芍、山栀、麦门、五味、炙草，三十余剂，肝火渐退，更加胆草、柴胡，三十余剂，乃去芍，加肉桂，三十余剂，及加减八味丸，元气渐复而愈。

　　【评析】壬寅年木气有余，脾土受病，上半年少阳相火司天，至夏季三气少阳相火加临少阳相火，则风火上乘不足之脾胃。人感之而面赤唇燥者，因胃通气于面，脾开窍于口；形体消瘦者，是脾胃不足，饮食不能化为气血，以致肌肤不充，此时当以加味逍遥丸合六味丸，和脾调肝，养血祛火。癸卯年，火气不足，下半年少阴君火在泉以助之，是岁末少阴君火当令，阳气舒发而不藏，阴虚火旺之体感之，则火益炽，阴益虚。甲辰年，土气有余，水气受病，上半年太阳寒水司天，寒湿流行，火郁不发，寒湿客于脾，风火郁于土中而不发。其初病为阴血不足，相火有余，木火上克脾胃，继则冬不藏精，阳气外泄，再而寒湿流行，客于脾胃，脾胃不运，火郁土中，血气不能流通，凝结于腹部，故胃经部分现有青色，是其消瘦、不食、泛酸、腹胀等症，立斋虽不明言，自在其中也。故立斋以为肝木乘脾，是先以六君加柴胡、芍药、山栀、芜荑、炒黑黄连健脾和胃，祛胃中郁积之火，所以加芜荑者，因其善能消食、散积、祛风，既可助柴胡以散寒祛湿，又可助半夏、陈皮降气消积，是一物两用。待其寒湿去，继则用六味地黄补肾生血，合黄连、芜荑、神曲、麦芽即四味肥儿丸降火、消食、祛积；再用四君子加归、芍以养脾营，加麦冬、五味以养肺阴，加栀子以清肝热，脾营复则能泌其津液，上注于肺，肺阴复则能受津液而生血，血生火降则肝体润而自不上逆，连服三十剂。更加柴胡以散少阳相火，加龙胆以清肝胆郁热，再服三十剂。及至血分郁热渐去，则去芍药之敛，少加肉桂引入下焦，以行下焦之阴，阴行则阳自不郁，再三十剂则下焦之火散，血气降而能生肝肾。终以六味丸专补肾水，加肉桂以行阴散火，助阳以化，如此则肾水生而上朝于心，津液经心而变化为赤为血，散于周身以为日用之需，终则下行于肝肾而化为精，精气往复，而渐积渐多，元气充而病自愈。

脾肺肾亏损遗精吐血便血等症

　　案1. 少宰汪涵斋，头晕，白浊，余用补中益气加茯苓、半夏，愈而复患腰痛，用山药、山茱、五味、萆薢、远志顿愈。又因劳心，盗汗，白浊，以归脾汤加五味而愈。后不时眩晕，用八味丸痊愈。

【评析】白浊为病，前人多责之于痰湿，其治则有心肾之异，虚实之别，寒热不同。虚证，肾气虚而不固，如茯菟丸；肾阳虚而不摄，如金匮肾气丸；心气虚不能下交于肾，以致肾精无阳气制约而流溢，如归脾汤；又或心肾皆不足，如金锁固精丸。其实证，或肾虚有热，热迫肾精外出，如知柏地黄丸；或心虚有热，如莲子清心饮；或寒湿流注肾间，如萆薢分清饮；或湿热流注肾间，如程钟龄萆薢分清饮。此皆大概而言，故叶天士云，淋属肝胆，浊属心肾；景岳云，有热者当辨心肾而清之，无热者当求脾肾而固之举之。立斋所用之法，与上所述虽不完全契合，然细思实有至理。

如此案头晕者，上气不充也；白浊者，脾虚生湿，下流于肾，肾气不固也。故立斋用补中益气汤以托举元气上行，加茯苓、半夏以和胃祛湿，是以病愈。头晕、白浊愈而患腰疼者，以元气上行，下焦空虚，湿邪未清，浸淫于下也，故不用熟地之滋腻，而用山茱萸固肾精于下，五味子敛浮阳于上，山药固气于中，远志降心气于命门，萆薢分利中下焦之湿，如此湿邪去而肾气固，病顿愈。又因劳心伤血，血不荣心，心火上浮故自汗；火在上不能下交于肾，阴无阳约则流溢，是白浊，故用归脾汤养心补血，加五味子敛肺气以补肾水，合归脾中远志引心火下交于肾而病愈。后不时眩晕，为肾虚不纳，阳气上浮，故用八味丸补命门，引浮火而愈。

案2. 南银台许函谷，因劳发热作渴，小便自遗，或时闭涩，余作肝火血虚，阴挺不能约制，午前用补中益气加山药、山茱，午后服地黄丸，月余诸症悉退。

【评析】此案已辨于本卷第六章《脾肺肾亏损小便自遗淋涩等症》中首案，不再赘言。

案3. 司厅陈石镜，久患白浊，发热体倦，用补中益气加炮姜四剂，白浊稍止，再用六味地黄丸兼服，诸症悉愈。

【评析】此案因气虚下陷而体倦；湿气下流于肾间，肾气不固而白浊；阴火升腾而发热。故立斋始用补中益气汤以升提下陷之元气，加炮姜温阳以助气升，且能祛湿，四剂稍止，兼用六味地黄丸补肾祛湿，下焦固而病愈。

案4. 光禄柴黼庵，因劳患赤白浊，用济生归脾、十全大补二汤，间服而愈。

【评析】心之气舍于肝而受于脾，故劳役伤脾，案牍伤神，则心之气阴皆不足。心与肾同主少阴，心火下交于肾，肾所统摄的津液和阴精则能化为阳气，为阳气生发之源，所谓地气上为云；阳气上行至于体表，津液也随之达于肌肤，与水谷中精华化合而为血，血从在外的络脉流入在里的经脉，再通过经脉回流于脏腑，最终转化为精气而藏于肾，所谓天气下为雨。

本案因劳而发赤白浊，是可知其因心脾不足而发病。脾虚则气陷而不升，心虚则火浮而不降，脾虚气陷而阴火生于肾间，心虚火浮则躁烦起于胸中，肾中阴精与津液不经心火熏蒸则不化，阴火扰于其间则流溢。故用归脾汤升举脾气，养营生血，安养心神，如此则脾气复而阳气升，阴火自灭；心君神明，则火不妄动，下交于肾而津液自化，自不流溢。间服十全大补汤以补气血，引浮阳，是因心阳根于命门，气血复而命门充，气自升浮而无下泄之理。此案论证简单，据理以推，因其为心脾不足之证，故除赤白浊外，当见体倦发热、口干心烦等症。

案5. 司厅张检斋，阴中肿痛，时发寒热，若小腹作痛，则茎出白津，用小柴胡加山栀、胆草、茱萸、芎、归而愈。

【评析】肝主筋藏血，为胆所附，其经络过阴器，抵小腹，《灵枢·经筋》云："足厥阴之筋……阴器不用……伤于热则纵挺不收。"肝病则气郁不发，气郁则生热，热盛则肿，郁闭则痛，故阴中肿痛；肝病则胆亦从之而病，胆为少阳主半表半里，病则少阳不展，气郁于半表半里而发寒热；小腹作痛则茎出白津者，与痛泻要方所主之"腹痛则泄泻"相类，然彼为脾虚肝旺，肝旺则乘脾而腹痛，脾虚则泄泻，而此则为肾虚肝郁生热，肝郁热伏则血不藏，不藏则邪热鼓动于下焦而肝经自病，以致少腹疼痛，肾虚不约，热扰其间则精气外泄而茎出白津，是此证为肝火为患。故立斋用小柴胡汤伸展气机于上，加当归、川芎养血柔筋，且能引药入血分，行阴分之滞，使肝火借胆之疏布而气泄；更加龙胆直清肝胆之火，栀子导郁曲之热；辅以山茱萸收敛精气，补肾固精，如此则肝郁散，肝热清，肾气固，气血流通而病愈。

又，此案治法当为效法丹溪，如：朱丹溪治鲍某年三十，玉茎挺长肿而痿，皮塌长润，磨股不能行，两胁气上，手足倦弱。先以小柴胡加黄连，大剂行其湿热，略加黄柏，降其逆上之气，其挺肿渐收，渐减其半。但茎中有坚块未消，遂以青皮一味为末为君，佐以散风之剂末服，外以丝瓜汁调五倍子末，敷而愈。

案6. 朱工部，劳则遗精，齿牙即痛，用补中益气加半夏、茯苓、芍药，并六味地黄丸渐愈，更以十全大补加麦门、五味而痊。

【评析】本为阴血不足之体，又因劳倦伤脾，脾气不足而心火乘之，心火离位则不能下行，肾水无心阳抟抱则不化，不化则阴精流溢而走失；牙为骨之余，故肾虚不能生髓则牙髓空虚，其空窍为浮动之虚火占据而牙齿作痛。故立斋以补中益气汤升举元气，加茯苓、半夏以和胃，胃气降则心火自降，加芍药补营阴以配阳，使卫阳无升发太过之弊；并服六味丸以补肾水，如此则气升而火散，阳降而阴固，故而诸症渐去。因虚阳易跃，阴血难复，故症状虽去，当继用十全大补汤补气血，引浮阳，加麦冬、五味子润肺降气，肺气肃降则阳气随阴血而下，如此阴得阳而化，阳抱阴而生，精气固秘而病痊。

案7. 一男子，白浊梦遗，口干作渴，大便闭涩，午后热甚，用补中益气加芍药、玄参，并加减八味丸而愈。

【评析】口干作渴，大便闭涩，有似实热，然实热则当无时不热，而不必午后热甚；午后热甚者，有似湿热，然湿热之证，多不渴，且大便多黏滞；午后身热，又可为阴虚有热，至午后阳气下降，渐入于里，与阴分所伏之热相合，故亦可，然热灼阴血，阴血上承，虽口干而多不渴。故此证为下焦空虚无力托举阳气，以致阳陷阴分不出，久则化热，热扰精室而遗精，肾虚不约则白浊；肾虚不能生血，血不荣六腑则大便闭涩；阳气不升，津液亦不能随之升腾，故口干作渴；午前阳气升发，不与阴气相合故不发热，午后阳降与不足之阴血相合故发热。是立斋用补中益气汤提出阳气，加玄参以清无根之热，加芍药补营行营；辅以六味丸补肾生精，加肉桂以举下陷之阳，阳气上行则口干作渴自除，阳不扰阴则遗精、白浊、发热自愈，阴复营行则六腑流通而便闭自通也。

案8. 一男子，茎中痛，出白津，小便秘，时作痒，用小柴胡加山栀、泽泻、炒连、木通、胆草、茯苓，二剂顿愈，又兼六味地黄丸而痊。

【评析】小便秘者溺窍闭，出白津者精窍通，血虚则作痒，此肝经血虚热盛，而肾气不固也。小便秘者，水道不通，此病为急，《灵枢·病本》云："大小便不利，治其标；大小便利，治其本。"故立斋用小柴胡从阴分升阳，使肝经之郁火借胆从上焦宣散而出，《伤寒论》云"上焦得通，津液得下，胃气因和"；三焦与胆同主相火，且主通调水道，故加茯苓以利中焦，加木通、泽泻以通利下焦兼能祛心肾之火，如此则三焦皆通，而水道通也，更加龙胆以清肝胆火，黄连合木通以泻心火，实者泻其子也。服用两剂便通而精窍闭，又辅以六味丸大滋肾水，固肾气而病瘥。此案与案5相比，两者皆实，其区别在闭与不闭，闭则通之，故此证多用通利之药，而案5则不必。

案9. 一男子，发热，便血，精滑。一男子尿血，发热。一男子发热，遗精，或小便不禁。俱属肾经亏损，用地黄丸、益气汤以滋化源，并皆得愈。

【评析】三案皆有发热，此热非阴虚发热，而为气虚下陷，阴火上行而致发热；便血者，脾虚不能统血也；滑精者，肾气虚不能藏精也；尿血者，阴虚阳陷，郁而发热，灼伤血络而致；遗精，或小便不禁者，肾虚不约也。故立斋不治其病，用清火固涩之法，但滋其化源则病自愈，故用补中以补脾胃，举阳气，用六味丸以补肾水，如此阳升则阴自不扰而热自退，肾水充则精气藏，便血和滑精等症自除。

案10. 一男子，鳏居数年，素勤苦，劳则吐血，发热烦躁，服犀角地黄汤，气高而喘，前病益盛，更遗精白浊，形体倦怠，饮食少思，脉洪大举按有力，服十全大补加麦门、五味、山茱、山药而愈。

【评析】犀角地黄汤出自《千金方》，为历代治疗血热妄行的名方，其中犀角（水牛角代）为君，清心包之热且无凝涩之弊，生地、赤芍凉血滋血，丹皮活血行血，此正合叶天士所言"入血就恐耗血动血，直须凉血散血"，为主治血分实热的名方。若阴虚人，所现种种火证，不过阴虚无以系阳，自家阳气所变，滋其阴则阳气自归，则不当用此治实热之方，用则阴阳交损。肝木静则为阴，以血为体，终归于肾水，所谓乙癸同源也；其动则化阳，以气为用，上行则化火，所谓木火同宫也。即如此案，鳏居数年，抑郁不畅，人情难免也；又因劳倦伤脾，忧苦伤心，心脾亏损亦甚明。故此证本为肝脾郁结，心脾不足之证，脾虚则不统血，心虚则不主血，肝郁则不藏血，故血行无主，摄藏之力也微。再经烦劳而阳张，血气随之上升，无力归经而吐血，阳浮于上而发热烦躁。此时当用归脾汤补养心脾，加栀子、柴胡以清散上逆之火。医者不审虚实，而概用套方犀角地黄汤治疗，不单损伤阳气，且血分亦转寒而经脉凝涩，经脉凝涩则阳气郁陷下焦不能出，故其脉洪大举按有力；阳气在下扰动阴分，而有遗精、白浊之患；阳气不复于脾胃，故形体倦怠，饮食少思，如此症状上下交损，有顷刻毙命之险。立斋仁心，用十全大补汤补气血，举元气，散阴火，引浮阳；加麦冬、山药以滋脾肺之阴，加五味、山萸以固上下，标本兼顾，故而渐愈。

案11. 儒者杨启元，素勤苦，吐血发痓，不知人事，余以为脾胃虚损，用十全大补汤及加减八味丸而痓愈，再用归脾汤而血止。

【评析】勤苦之人，心脾两损，是原本气血两虚之人。心虚则不主血，脾虚而不统血，心脾皆虚，气虚不摄则吐血，血不荣筋则发痓，气不养心则人事不知。故立斋以为脾胃虚损所致，用十全大补汤补气血，引浮阳，阳气归则血亦归；辅六味丸补肾生血，少加肉桂宣通下焦，引阳下行，阳藏于下则神自清，血润于筋则痓自解。神清痓止，则当再用归脾汤补养心脾，心脾气足则血自归经，而不上逆也。

案12. 一儒者，因饮食劳役及恼怒，眉发脱落，余以为劳伤精血，阴火上炎所致，用补中益气加麦门、五味，及六味地黄丸加五味，眉发顿生如故。

【评析】李东垣《脾胃论》云："饮食不节则胃病……形体劳役则脾病。"脾胃病则生湿而不生血，以致下焦空虚，湿气下流肾间，肾中清阳不发而化为阴火，与怒气合而上行，风火相煽，乘侮肺金，肺金因脾胃虚不能固护，而直受风火之害，以致不能布津液以润泽皮毛，皮毛焦枯而脱落。故立斋先用补中益气汤举元气，散阴火，补肺胃之气，并加麦冬、五味以滋肺阴，肺之气阴复则可布津于周身；辅以六味丸补肾精，加五味以收浮阳，阳得阴精则藏于下，金水相生，阳藏不扰，故毛发生长。

案13. 一男子，年二十，巅毛脱尽，用六味地黄丸，不数日，发生寸许，两月复旧。吴江史万湖云：有男女偶合，眉发脱落，无药调治，至数月后复生。

【评析】男女交媾后，眉发脱落，无药调治，至数月后复生者，是毛发皆精血所生，故失精则眉发脱落，以肾之华在发，发为血之余，是可知肾精肝血为眉发之本也。男子二十岁而巅毛脱尽，巅顶为肝所主，故为肝血虚，是立斋单用地黄丸补肾水以生血，血复则荣于上而发生。

案14. 一童子，年十四，发热吐血，余谓宜补中益气以滋化源。不信，用寒凉降火，愈甚。始谓余曰：童子未室，何肾虚之有，参、芪补气，奚为用之？余述丹溪先生云：肾主闭藏，肝主疏泄，二脏俱有相火，而其系上属于心，心为君火，为物所感则易动于心，心动则相火翕然而随，虽不交会，其精亦暗耗矣。又《精血篇》云：男子精未满而御女以通其精，则五脏有不满之处，异日有难状之疾。遂用补中益气及地黄丸而瘥。

【评析】立斋此案解说明畅，然以丹溪之相火论说解，则易为人非议，因丹溪言肝肾皆藏相火。相火者少阳相火也，为三焦和胆所主，《内经》云"凡十一脏皆取决于胆"，《难经》谓，三焦者，水谷之道路，元气之别使。因胆附于肝，故言肝藏相火则可，三焦通于心包，故言心包藏相火亦可。然肾本主水，与膀胱相表里，如何也藏相火，有何根据？是孙一奎辨于前，而张景岳议于后。

盖丹溪推崇东垣，东垣常言脾气下流，以致肾间阴火上乘脾胃，故误解阴火为相火也。然阴火与相火毕竟不同：阴火者少阴君火也，故心肾同主阴火；而相火者少阳相火，藏于厥阴心包与肝，而发于少阳三焦与胆。是此证从东垣所说则更切，《脾胃论·安养心神调治脾胃论》云："心之神，真气之别名也，得血则生，血生则脉旺，脉者神之舍。若心生凝滞，七神离形，而脉中唯有火矣。"其所谓七神即心神，以七为火数故。神居于心而行于脉，脉注周身，则心神能行烛照之功，故情动于中，意乱于怀，心神不安，血脉滞涩，而脉中生火，血分伏热，血热妄行则或吐血或下血。故立斋主以补中益气汤滋化源，如此元气复而肺金生，阴火出而血自归。不知原为脾虚，而用寒凉降火，以伤胃伐生，故病益重，是立斋除用补中以益脾肺之气，且用六味丸补肾以生血，而病愈。

案15. 一男子，咳嗽吐血，热渴痰盛，盗汗遗精，用地黄丸料加麦门、五味治之而愈。后因劳怒，忽吐紫血块，先用花蕊石散，又用独参汤渐愈。后劳则吐血一二口，脾肺肾三脉皆洪数，用补中益气、六味地黄而痊愈。

【评析】肾藏五脏之精，主水液，上贯肝膈，入肺中，循喉咙。是故阴虚阳陷则发热，阴虚阳扰则遗精，肾虚不主水则生痰，夜晚阳气入里内迫阴血则盗汗。肾水不能滋肝木则肝阳上亢，与痰相合循经上扰，入肺则肺气闭而口干咳嗽，痰热灼伤肺络则咳血。是立斋用六味丸补阴以配阳，加麦冬、五味子润肺降气，阳和则自不逆，气降则痰自消，故而病愈。后因劳而伤脾，怒而动肝，脾伤则不统血，肝伤则不藏血，故血气离经而成瘀血，是先用花蕊石散以化瘀血，再用独参汤补气以固血。劳则吐血一二口者，是气虚不能统血；脾肺肾三脉洪数者，脾肾虚而阴火炽盛，故用补中益气汤补气散阴火，六味丸补肾水生精血，脾气充则血自归经，肾水充则阳自不妄动。

案 16. 辛丑夏，余在嘉兴屠内翰第，遇星士张东谷谈命时，出中庭吐血一二口，云：久有此症，遇劳即作。余意此劳伤肺气，其血必散，视之果然，与补中益气加麦门、五味、山药、熟地、茯神、远志，服之而愈。翌早请见，云：每服四物、黄连、山栀之类，血益多而倦益甚，今得公一匕吐血顿止，神思如故，何也？余曰：脾统血，肺主气，此劳伤脾肺，致血妄行，故用前药健脾肺之气，而嘘血归源耳！后率其子以师余，余曰：管见已行于世矣，子宜览之。

【评析】嘘为轻轻吐气，故"嘘血归源"是指以气摄血，气助血行之意。此案关键在"脾能统血"一句，因元明之际此说虽已早出，然流传不广，经立斋推广挥发，才成为中医学上公认的定理而被确定下来。因脾藏营，能生肺，营致津液，注入脉中而化为血，《灵枢·本神》云"脾藏营"，《灵枢·营卫生会》云："中焦亦并胃中，出上焦之后，此所受气者，泌糟粕，蒸津液，化其精微，上注于肺脉，乃化而为血，以奉生身，莫贵于此，故独得行于经隧，命曰营气。"是立斋常言脾能生血，脾主统血，不为无据，故其常服四物、黄连、栀子之属，则脾受伤而病益甚。此证因劳而发，劳则伤脾，脾营不足，自不能致津液、行经隧，血气流溢故而吐血。是立斋用补中益气汤补益胃气，加山药、熟地以滋脾营，茯神、远志以安心志，如此胃气充而脾有受，脾阴复而脾营充，精神安而血气顺，病乃瘥。

另，此处辨证"气不摄血"的方法为"其血必散"，对比上案，因阴虚不足而"劳怒动血"，其血"色紫成块"，当留意。

肝脾肾亏损下部疮肿等症

案 1. 通府黄廷用，饮食起居失宜，两足发热，口干吐痰，自用二陈、四物益甚，两尺数而无力。余曰：此肾虚之症也。不信，仍服前药，足跟热痒，以为疮毒，又服导湿之剂，赤肿大热，外用敷药，破而出水，久而不愈，及用追毒丹，疮突如桃，始信余言，滋其化源，半载得瘥。

【评析】饮食起居失宜则阴受之而入五脏，五脏各有所藏，终归于肾，以肾藏五脏之精故，是景岳云："五脏之伤，穷必归肾。"此案两足发热，肾虚气陷也；口干吐痰者，肾虚生痰也。以为血虚痰热，故用二陈汤降气祛痰则胃气伤，四物汤补血凉血则阳气郁伏不出，两尺无力以其虚，两尺数者阳气伏。此时当用六味地黄汤补肾摄水，加肉桂温下，以从肾中托举郁陷之阳气，继以补中益气汤使元气复于脾肺。不信，继以前药，阳气伏而化热，故足跟热痒。以为湿热疮毒，用渗湿导热，渗泻则肾气伤而不主水，水邪泛溢；导热则寒，经脉不流，阳气愈伏，故赤肿大热。外用敷药，破而出水，久而不愈者，气虚不固表，血虚不生肌。以为大毒，故追毒丹攻之，而疮突如桃，束手无策，始肯反省而信立斋。其治当以补中益胃气，胃气复则肌肉长，以胃主肌肉，加炮姜以暖中，如此则郁陷之阳气能升，而脾肺充实；以六味地黄汤补肾气，肾气复则流溢之水湿能化，火散湿化则不治疮肿而疮肿必自愈，是谓滋其化源。

案2. 儒者章立之，左股作痛，用清热渗湿之药，色赤肿胀，痛连腰胁，腿足无力。余以为足三阴虚，用补中益气、六味地黄，两月余元气渐复，诸症渐退，喜其慎疾，年许而痊。

【评析】左股作痛者，是肾精不足，不能生血，血气不足不能自左而升也，故清热则气闭而凝涩，渗湿则肾虚而气泄。肾虚气泄则腰腿无力，阳气不升；气闭不行则身肿；血凝不散则色赤；痛连腰胁者，是肝血虚而肝经本病。故用补中益元气而元气升，阳自不郁，初起当少佐肉桂，以开其闭；用六味补阴以生血，血生则脉充，亦自不疼，初起当少佐归、芎，以行其瘀。如此气血渐复，而诸症渐退，气血复则精生，存而不扰，积而渐多，充于五脏，疾病乃痊。

案3. 府庠钟之英，两腿生疮，色黯如钱，似癣者三四，痒痛相循，脓水淋漓，晡热内热，口干面黧，此肾虚之症，用加味六味丸，数日而愈。此等症候，用祛风败毒之剂，以致误人多矣。

【评析】两腿生疮，脓水淋漓，似乎湿热下流。然湿热下流，必然泛滥成片，必非只大如铜钱三四。其面黧黑，是知其肾虚；申酉二时，阳气入阴，阴虚不能载阳，故晡热、内热、口干；且疮色晦暗，是无血气以充也；痹痛相循者，是阴血不荣也。是此证当为肾虚不能生血，血虚不充于脉，经脉滞涩，津液留滞则为痰为饮为湿，所谓血不利则为水也。故薛立斋以六味丸补阴生血，且能祛肾虚所生湿痰，加肉桂以活血行气，血行则气通，则水湿亦化，故病能自愈。倘若辨证不明，不知此为肾虚，而用逐风败毒之药，则血耗而阳伤，终归势危。

案 4. 一男子，素遗精，足跟作痛，口干作渴，大便干燥，午后热甚，用补中益气加芍药、玄参及六味丸而愈。

【评析】足跟作痛者，肾气虚也；遗精者，肾虚邪陷，热扰精室也；口干作渴者，气虚津液不能上朝也；大便干燥者，营血虚不能荣养六腑也；午后热甚者，午后阴生，阳气郁伏也。故当朝用补中益气汤助阳气升腾，阳升则郁陷之火自散，津液亦随之而上达，经肺气调和而化为血，更加玄参降浮游之火，兼清肾间之热而热退，加芍药养营敛阴，营气充则六腑自通；夕则阳潜阴凝，故用六味丸助阴生精，精生则阳化为气，自不化热扰动精室。

脾肺肾亏损大便秘结等症

案 1. 一儒者，大便素结，服搜风顺气丸后，胸膈不利，饮食善消，面带阳色，左关尺脉洪而虚。余曰：此足三阴虚也。彼恃知医，不信，乃服润肠丸，大便不实，肢体倦怠，余与补中益气、六味地黄汤，月余而验，年许而安。若脾肺气虚者，用补中益气汤。若脾经郁结者，用加味归脾汤。若气血虚者，用八珍汤加肉苁蓉。若脾经津液涸者，用六味丸。若发热作渴饮冷者，用竹叶黄芪汤。若燥在直肠，用猪胆汁导之。若肝胆邪侮脾者，用小柴胡加山栀、郁李、枳壳。若膏粱浓味积热者，用加味清胃散。亦有热燥、风燥、阳结、阴结者，当审其因而治之。若复伤胃气，多成败症。

【评析】大便秘结者，津液不能润泽肠道，大便干硬不出也，前人有虚秘、实秘、冷秘、湿秘、热秘、风秘、气秘之分，大约而言，不过二者，或为津液不能下行，或为津液亏虚不能荣养肠道。所谓不通者，或为肠胃燥热，津液从皮肤或从小便溢出；或为寒凝气滞，气闭不通，津液不行；或为风行气燥，津液散失；或为忧思气结，气不行而津液亦不能从之而行；或为湿阻气滞，津液不能下行。所谓不荣者，或为脾虚，不能致津液，津液不能还入胃肠中；或为肺气虚，不能通调水道，水道不通；或为肝虚，血虚不能荣通六腑；或肾虚不司气化，水饮不能化为津液。

此案大便素结，当为津液不足，不能荣养肠道所致，故当寻其根本在于何脏，而治之。而患者自恃知医，先用治风热结燥的搜风顺气丸攻之，攻下则在下之津液更伤，阳气乘下焦阴分不足而下陷，故面带阳色，左关尺脉洪而虚；而饮食善消者，因肾中阳气偏亢，故胃关易开也；胸膈不利者，为阳气下陷，不能畅达于上也。病者自恃知医，见面带阳色，饮食善消，以为阳热燥结，更用润肠丸攻之，攻之而大便不实，肢体倦怠，此为寒凉攻伐，损伤脾胃也，故脾虚不能灌溉四旁而身倦，脾虚气泄而津液下行，水走肠间而大便不实。故立斋用补中益气汤补脾肺，举陷散郁，用六味丸补肾水生血，如此则肺气充而下行化血，肾水足则阳气化而津液得生，津液不亏，自入大肠，此为滋化源。

立斋立案于前，再列变通法而为此章提纲。

若脾肺气虚者，用补中益气汤。脾气虚则脾营不能流通六腑，六腑滞涩故而便秘，故可用补中益气汤补脾养营而愈；若见气短乏力，汗出恶寒，有便意而无大便，此为肺气虚则不能肃降，水道不通，故当用补中益气汤滋补肺气；日久肺阴亦虚者当加麦冬、五味，气充则下行，大便自通。

若脾经郁结者，用加味归脾汤。心脾郁结，气郁不行，初则用逍遥丸调和肝脾，然久则肝郁伤血，脾结伤气，故当补气以升清，养血以安神，气升则结自散，神安则郁自解。若肝脾郁结，大便秘结者，是脾虚不能转输津液，血虚不能濡养六腑，故少用柴胡升清透热，辅以栀子降火祛浊，热去火降则津液下行，大便自润。

若气血虚者，用八珍汤加肉苁蓉。气虚则不行，血虚则不润，故气血虚用八珍汤以补之，更加肉苁蓉补命火，养精血，如此则饮食大开，而腑气流通。老年人体衰或妇人产后或失血，以致血少津枯，多可用此方，补气血而待其自通。

若脾经津液涸者，用六味丸。所谓脾经津液涸者，因脾藏营主行六腑，与血互相转化，故阴虚不能生血，血虚不能化营也。此当有腰膝酸软，口干耳鸣，烦热盗汗等症，然饮食如常，故当以六味丸补肾阴生血，血生则化营，营气主泌别津液，津液还入腑中则大便通。

若发热、作渴、饮冷者，用竹叶黄芪汤。发热、作渴、饮冷者，是胃有热也，当辨外感、内伤，外感当以邪热通腑为主，邪去则正安。内伤则当用竹叶黄芪汤，清润上焦，通润下焦，因热则伤气，故兼补其气，清上用竹叶、石膏、黄芩，助以麦冬润之；润下以生地、芍药、当归，助以川芎行之；补气用黄芪、人参，合以甘草，如此标本兼顾，可谓服帖。

若燥在直肠，用猪胆汁导之。此为仲景之法，适合津液亏虚之证，《伤寒论》曰："阳明病，自汗出，若发汗，小便自利者，此为津液内竭，虽鞕不可攻之，当须自欲大便，宜蜜煎导而通之。若土瓜根及与大猪胆汁，皆可为导。"

若肝胆乘侮脾者，用小柴胡加栀子、郁李、枳壳。是肝胆气郁，上乘脾胃，胃气不能下行，而腑气不通，津液不下。《伤寒论》云："阳明病，胁下鞕满，不大便而呕，舌上白胎者，可与小柴胡汤。上焦得通，津液得下，胃气因和，身濈然汗出解也。"所以加栀子者，以降郁火也，当心烦急躁而苔黄；加郁李、枳壳者，为气结不行，当胸满气促。是结合《伤寒》所论，立斋所云此证，当见胸胁胀满，心烦气促，苔润而黄，大便不通。

若膏粱浓味积热者，用加味清胃散。膏粱多气厚而发热，浓味入下焦而浸肝肾，是常用膏粱浓厚之味则热邪直入下焦血分，故用生地、当归以补血行血，犀角（水牛角代）、黄连、丹皮以清散血热，升麻、连翘提出邪热从气分透出，甚合叶天士所云"入营犹可透热转气，入血就恐耗血动血，直须凉血散血"之旨。

亦有热燥、风燥、阳结、阴结者，当审其因而治之。所谓热燥者，阳明热结也，用承气汤加减予之；风燥者，风行血燥者，用东垣润肠丸，其中羌活疏风，大黄通腑，麻仁、桃仁、归尾养血活血润燥；阳结者，在心下用大柴胡汤，在腹中用承气汤；阴结者，轻用四逆、理中，重则用半硫丸。此当为立斋所在之时流行之法，故立斋不再细说。

案2. 一老儒，素有风热，饮食如常，大便十七日不通，肚腹不胀，脉洪大而虚，此阴火烁津液，用六味丸二十余剂，至三十二日始欲去，用猪胆润而通利如常。

【评析】饮食如常者，肚腹不胀者，不在脾胃也；脉洪大而虚，阴血不足，不能敛阳也。是当补阴血，气得血而行，阳得阴而化，阳气行则津液亦随之流通，故立斋用六味丸专补肾水，待其欲去大便时则用猪胆汁灌肠以润之，如此腑通而肠润，大便解而无伤津耗血之弊。此案立斋辨证精准固然让人佩服，而病家信医不疑，亦为难得。

案3. 一妇人，年七十有三，痰喘内热，大便不通，两月不寐，脉洪大重按微细，此属肝肺肾亏损，朝用六味丸，夕用逍遥散，各三十余剂，计所进饮食百余碗，腹始痞闷，乃以猪胆汁导而通之，用十全大补调理而安。若间前药，饮食不进，诸症复作。

【评析】脉洪大、重按微细，是阴虚阳浮。本当用八味丸或十全大补汤，以补气血，引浮阳。然痰喘内热，大便不通，腑气不通，气不下行，浮阳无下行之理，阳气不能下行，故不寐。故朝时阳旺，用六味丸作汤，补阴以化之，阳化则热消痰减；夕则阳气入里，用逍遥散宣展脾营，营气主荣养脏腑，卫气得之相济而入里，入里则津降而眠安。如此一月不息，则津液渐复而阳气下降，六腑气行而肚腹痞闷，继用猪胆汁导而通之。腑气宣通后，则用十全大补汤补气血，引浮阳，散阴火，渐渐调理而安。若间断服用大补汤，则饮食不进，诸症复作，是可知此证本为气血大虚。赵绍琴先生有案与此相似，然赵老所治起于外感温热，以存津液为先，故急通其便以泻热保阴，因其高年体虚，通便有气阴脱泄之虞，故待其有便意时，先服参汤以固其气阴，构思甚妙，人所难及，附录于下。

庞某，女，80岁。

初诊：素嗜鸦片烟已30余载，经常便秘，大便7~8日一行。自4月28日感受风温邪气，身热咳嗽，咽红肿痛，经中西医治疗10天未见好转。目前身热未退，体温38.3℃，两脉细弦小滑，按之细数，头晕心烦，身热腹满，口干唇焦，咽干微痛，舌苔黄厚干燥，焦黑有裂痕，精神委靡，一身乏力。老年者阴分素亏，久吸鸦片，虚火更甚，津液早亏，病温将及半月，阴液更伤。老年者正气不足，热结阴伤，燥屎内结。必须急攻其邪以祛其热，扶其气分防止虚脱，仿新加黄龙汤以攻补兼施。

鲜生地60g，生甘草10g，玄参25g，麦冬15g，赤白芍各25g，当归10g，生大黄末1.2g和元明粉1.5g共研细末冲服，人参25g（另煎兑入），1付。

服药约2小时，候腹中有动静，或转矢气者，为欲便也。在便前另服：已煎好之人参汤，加西洋参粉4.5g，调匀分服，再去厕所，以防虚脱。

服汤药后约2小时，腹中痛，意欲大便，即先服人参汤送西洋参4.5g，再去排便，数分钟后，大便畅解甚多，病人微觉气短，又服人参汤少许，即复入睡。

二诊：昨日服新加黄龙汤，大便已通，未出现虚脱症状，这是在气阴两虚之人身上用攻补兼施方法的成功例证。药后患者静睡通宵，今诊两脉细弱无力，身热已退净，体温36.7℃，腹满、头晕、心烦皆减，舌苔焦黑干裂已除，仍属黄厚近焦，自觉一身疲惫异常。老年病温已久，重伤津液，一时难以恢复，再以甘寒育阴以折虚热，甘微温益气兼扶中阴，饮食寒暖，皆宜小心。

海参片15g（先煎），沙参30g，玄参30g，麦冬25g，黄精25g，鲜石斛30g，生白芍30g，生熟地各25g，西洋参粉10g（分3次，药汁送下），2付。

三诊：连服甘寒育阴兼以益气之后，气阴皆复，患者烧势未作，已能进食少许，舌苔渐化而根部略厚，夜寐较安，且小溲渐多，再以养血育阴兼扶脾胃。

西洋参粉10g（分3次服），南北沙参30g，生白芍30g，玄参30g，麦冬25g，莲子肉25g，生地黄30g，南百合25g，怀山药30g，炒薏苡仁30g，甜杏仁10g，3付。

四诊：服甘寒育阴兼扶脾胃之后，近几天来，精神渐复，饮食渐增，昨日（19日）大便又解1次，初硬而后调，舌苔已化，根部略厚，两脉细弱小滑。年已八旬，气阴早亏，又嗜鸦片，阴液消耗过甚，病温半月，正气虚损过度，再以育阴养荣，调理脾胃。

前方继进3付。

五诊：1周来，精神恢复接近正常，已能下地活动，胃纳渐开，夜寐亦安，面色已润泽，舌苔基本正常。嘱其每日进薏苡百合粥，午服山药粥，晚吃桂圆肉汤，调养半月而愈。

案4. 一男子，年五十余，因怒少食，大便不利，服润肠丸，大便秘结，胸胁作痛，兼服脾约丸，肝脾肾脉浮而涩。余曰：此足三阴精血亏损之症也。东垣先生云：若人胃强脾弱，约束津液不得四布，但输膀胱，小便数而大便难者，用脾约丸；若人阴血枯槁，内火燔灼，肺金受邪，土受木伤，脾肺失传，大便秘而小便数者，用润肠。今滋其化源，则大便自调矣。如法果验。

【评析】"若人胃强脾弱，约束津液不得四布，但输膀胱，小便数而大便难者，用脾约丸"，实为成无己《注解伤寒论》中所言；而"若人阴血枯槁，内火燔灼，肺金受邪，土受木伤，脾肺失传，大便秘而小便数者，用润肠"一句，考东垣诸书并无此句，当为立斋意会东垣之意而发挥之。此两句以辨脾约丸和润肠丸之用法，所谓脾约者，首见于《伤寒论》："跌阳脉浮而涩，浮则胃气强，涩则小便数。浮涩相搏，大便则难，其脾为约，麻仁丸主之。"其中跌阳脉浮而涩者，胃中气盛而血少也，血少则脾受也少，因脾受气于胃，受血少则脾中营气不足，营气不足则不能泌别津液入于脉中以荣养脏腑，津液从小便直下，故肠中津液不足而大便硬，是谓脾约，故用芍药、蜂蜜以滋脾营，杏仁、麻仁以润肠，用厚朴、枳实、大黄以泻胃气，如此补脾营而泻胃阳，则阴阳和而营气行，病当愈。而润肠丸为风热入胃，因胃中血虚不足，伏而不出，故用秦艽、羌活以泻风热，麻子仁、桃仁、当归以润肠和血破结，皂角仁、大黄以通腑，如此则风从上散，热从下泻，六腑润泽，大便自行。两者皆为虚中有实，区别在于润肠丸证因有风热伏入胃肠中，故内可见腹胀、肠鸣、心中烦乱等症，外则可见身痒，或头晕、目眩等症。至若无外邪，全因正气虚，当滋其化源。如本案，年五十而天癸将竭，因怒少食是肝逆克胃，胃气不行故大便不利，是当滋其化源，用逍遥散送服六味丸。不知其为虚，而用润肠丸疏风通腑，用脾约丸通腑行气，则更伤其津而耗其血，故大便秘结，胸胁作痛。其肝脾肾脉浮而涩，是肝脾肾三脏皆阴虚阳浮，是当滋其化源，用补中益气汤加山药、芍药以补脾气脾营，用六味丸合四物汤以补肾水生肝血，如此三阴平而营血复，营血复而六腑荣，病自愈。

案5. 一儒者，怀抱郁结，复因场屋不遂，发热作渴，胸膈不利，饮食少思，服清热、化痰、行气等剂，前症益甚，肢体倦怠，心脾二脉涩滞。此郁结伤脾之变症也，遂用加味归脾汤治之，饮食渐进，诸症渐退，但大便尚涩，两颧赤色，此肝肾虚火，内伤阴血，用八珍汤加苁蓉、麦门、五味，至三十余剂，大便自润。

【评析】怀抱郁结，郁则气滞而不升，结则气聚而不行，气滞不升则津液不能转输于上而口渴，谷气不能健运而饮食少思；气聚不行则积而发热，横逆胸中而胸膈不利，此证若不急治，日后当为膈证，初起可用归芍六君汤加柴胡、山栀，久则当用加味归脾汤。而医者见其发热作渴，而用清热、化痰、行气，则脾胃伤而津血耗，故前症益甚，肢体倦怠；心脾二脉涩滞者，心脾血虚，气不能展发也。故立斋治以加味归脾汤，补气、安神、升阳、泻火，如此病渐愈。然大便涩滞，两颧赤色者，是阴虚未复，阳浮于上，故立斋用八珍汤补气以生血，加苁蓉补命门以开胃进食，加麦冬、五味以滋肺敛阳，以助阳气下行，可谓妙法。

案6. 一男子，所患同前，不信余言，服大黄等药，泄泻便血，遍身黑黯，复求治。余视之曰：此阴阳二络俱伤也。经曰：阳络伤则血外溢，阴络伤则血内溢。辞不治，后果然。

【评析】遍身黑黯者，为血瘀不行，是血从外溢而阳络伤；泄泻便血者，为血内溢而阴络伤。络伤血溢而络不满，络不满则经无所受，脏腑之精反从之而泻，以为血脱，故立斋断为不治。现代城市生活，因为节奏快，压力大，起居失常而导致阴虚血虚的人，常服泻药对治便秘，久而久之以致身体乏力，胸腹胀满，食少纳微，我辈见此证而欲迎合病人之需求；用通利之品，可不深自警惕乎！

案7. 职坊陈莪斋，年逾六旬，先因大便不通，服内疏等剂，后饮食少思，胸腹作胀，两胁作痛，形体倦怠，两尺浮大，左关短涩，右关弦涩，时五月请治，余意乃命火衰，不能生脾土，而肺金又克肝木，忧其金旺之际不起。后果然。

【评析】此案当与本章第4案"一男子，年五十余，因怒少食，大便不利"相参看，两案症状相似，其脉亦同为肝脾涩滞，而一死一生者，在于上案肾脉浮涩，是阴血虚不能敛阳，然不至于阴血枯竭；而本案则为两尺浮大，是阴血极虚不能系阳，阳气无根而上脱。左关短涩者，是金克木，以金性敛也；右关弦涩者，是木克土，以木性横也。若在冬季肾水当令，水能生木，尚可挽治于万一，至于夏季阳气升浮，天气炎热，耗伤阴血，故立斋以为不治，断其在金旺之日，肝木受邪而生机灭，当不起。

各症方药

补中益气汤　治中气不足，肢体倦怠，口干发热，饮食无味；或饮食失节，劳倦身热，脉洪大而虚；或头痛恶寒，自汗；或气高而喘，身热而烦；或脉微细，软弱自汗，体倦少食；或中气虚弱不能摄血；或饮食劳倦而患疟疾；或疟痢因脾胃虚而不能愈；或元气虚弱，感冒风寒，不胜发表，宜用此代之；或入房而后感冒；或感冒而后入房，亦用前汤，急加附子；或泻痢腹痛，急用附子理中丸汤。

炙黄芪　人参　白术　炙甘草（各一钱五分）　当归（一钱）　陈皮（五分）　柴胡　升麻（各三分）

上姜、枣水煎，空心午前服。

参苏饮　治外感风寒，咳嗽气逆，血蕴上焦，发热气促，或可学衄血；或痰咳嗽不止，加黄芩山栀，名加味参苏饮。

人参　紫苏　半夏　茯苓　陈皮　桔梗　前胡　葛根　枳壳（各一钱）炙甘草（五分）

小柴胡汤　治肝胆症，寒热往来，或日晡发热，或湿热身热，默默不欲食；或怒火口苦，耳聋，咳嗽发热，胁下作痛，甚者转侧不便，两祛痞满；或泄泻咳嗽，或吐酸食苦水，或因怒而患疟痢等症。

柴胡（二钱）　黄芩（一钱五分）　人参　半夏（各七分）　甘草（炙，五分）

上姜水煎服。

加味小柴胡汤　治血虚大劳大怒，火动热入血室，或妇女经行，感冒发热，寒热如疟，夜间热甚或谵语，即前方加生地黄一钱。

黄芩半夏生姜汤　治胆腑发咳，呕苦水如胆汁。

黄芩（炒）　生姜（各三钱）　甘草（炙）　半夏（各二钱）

上姜水煎服。

桔梗汤　治心脏发咳，咳而喉中如梗状，甚则咽肿喉痹。

苦梗（三钱）　甘草（六钱）

上水煎服。

芍药甘草汤　治小肠腑发咳，咳而失气。

芍药　甘草（炙。各四钱）

上水煎服。

升麻汤　治脾脏发咳，咳而右胁下痛，痛引肩背，甚则不可以动。

升麻　白芍药　甘草（各二钱）　葛根（三钱）

上水煎服。

乌梅丸　治胃腑发咳，咳而呕，呕甚则长虫出。

乌梅（三十个）　细辛　附子　桂枝　人参　黄柏（各六钱）　干姜（一两）黄连（一两五钱）　当归　蜀椒（各四两）

上为末，用酒浸乌梅一宿，去核蒸之，与米饭捣如泥，丸桐子大。每服三十丸，白汤下。

麻黄汤　治肺脏发咳，咳而喘急有声，甚则唾血。

麻黄（三钱）　桂枝（二钱）　甘草（一钱）　杏仁（二十个）

上水煎服。

赤石脂禹余粮汤　治大肠腑发咳，咳而遗屎。

赤石脂　禹余粮（各二两，并打碎）

上水煎服。

麻黄附子细辛汤　治肾脏发咳，咳则腰背相引而痛，甚则咳涎，又治寒邪犯齿，致脑齿痛，宜急用之，缓则不救。

麻黄　细辛（各二钱）　附子（一钱）

上水煎服。

茯苓甘草汤　治膀胱腑发咳，咳而遗溺。

茯苓（二钱）　桂枝（二钱半）　生姜（五大片）　甘草（炙，一钱）

上水煎服。

异功散　治久咳不已，或腹痛少食而肿，气逆。又治脾胃虚弱，饮食少思等症。

人参　茯苓　白术　甘草　陈皮（各等分）

上每服三五钱，姜、枣，水煎。

法制清气化痰丸　顺气快脾，化痰消食。

半夏　南星（去皮尖）　白矾　皂角（切）　干姜（各四两）

上先将白矾等三味，用水五碗，煎取水三碗，却入半夏二味，浸二日。再煮至半夏、南星无白点为度，晒干。

陈皮　青皮（去穰）　紫苏子（炒）　萝卜子（炒，另研）　杏仁（去皮尖，炒、研）　葛根　神曲（炒）　麦蘖（炒）　山楂子　香附子（各二两）

上为末蒸饼，丸梧子大。每服五七十丸，临卧食后，茶汤下。

升阳益胃汤　治脾胃虚弱，肢体怠惰，或体重节痛，口舌干渴，饮食无味，大便不调，小便频数，饮食不消，兼见肺病，洒淅恶寒，凄惨不乐，乃阳不和也。

羌活　独活　防风（各五钱）　柴胡　白术　茯苓（渴者不用）　泽泻（各三钱）　人参　半夏　甘草（炙。各一两）　黄芪（二两）　芍药　黄连　陈皮（各四钱）

上每服三五钱，姜、枣水煎，早温服。如小便愈而病益加，是不宜利小便也，当少减茯苓、泽泻。

生脉散　治热伤元气，肢体倦怠，气短懒言，口干作渴，汗出不止。或湿热大行，金为火制，绝寒水生化之源，致肢体痿软，脚欹眼黑，最宜服之。

人参（五钱）　五味子　麦门冬（各三钱）

上水煎服。

清燥汤　治元气虚，湿热乘之，遍身酸软；或肺金受邪，绝寒水生化之源，肾无所养，小便赤少，大便不调，腿腰痿软；或口干作渴，体重麻木，头目眩晕，饮食少思；或自汗盗汗，肢体倦怠，胸满气促。

黄芪（一钱五分）　五味子（九粒，杵炒）　黄连　神曲（炒）　猪苓　柴胡　甘草（炙。各二分）　苍术　白术　麦门冬　陈皮　生地黄　泽泻（各五分）　白茯苓　人参　当归　升麻（各三分）　黄柏（酒拌，一分）

上水煎服。

清暑益气汤　治元气弱，暑热乘之，精神困倦，胸满气促，肢节疼痛；或小便黄数，大便溏频。又暑热泻痢疟疾之良剂。

升麻　黄芪（炒，去汗。各一钱）　苍术（一钱五分）　人参　白术　陈皮　神曲（炒。各五分）　甘草（炙）　干葛（各三分）　五味子（九粒，杵炒）

上水煎服。

香薷饮（加黄连名黄连香薷饮）　治一切暑毒，腹痛，霍乱吐泻，或头痛昏愦。

香薷　茯苓　白扁豆　厚朴　甘草（各二钱）

上水煎服。

麦门冬汤　治火热乘肺，咳唾有血。

麦门冬（去心）　防风　白茯苓（各二钱）　人参（一钱）

上水煎服。

二神丸　治脾肾虚弱，侵晨五更作泻，或全不思食，或食而不化，大便不实，神效。

破故纸（四两，炒）　肉豆蔻（二两，生用）

上为末，用大红枣四十九枚、生姜四两，切碎，用水煮熟，去姜取枣肉，和药，丸桐子大，每服五十丸，空心盐汤下。

五味子散　治肾泄，在侵晨五更泻，饮食不进，或大便不实，不时去后，为丸尤效。

五味子（炒，二两）　吴茱萸（炒，五钱）

上为末，每服二钱，白汤调。

四神丸　治脾肾虚弱，大便不实，饮食不思。

肉豆蔻　补骨脂　五味子　吴茱萸（各为末）　生姜（四两）　红枣（五十枚）

上用水一碗，煮姜枣，去姜，水干取枣肉，丸桐子大，每服五七十丸，空心日前服。

保和丸　治饮食停滞，胸膈痞满，或吞酸腹胀。

山楂（取肉，二两，蒸）　神曲（炒）　半夏　茯苓（各一两）　萝卜子（炒）　陈皮　连翘（各五钱）

上为末，粥丸。加白术二两，名大安丸。

越鞠丸　治六郁，胸膈痞满，或吞酸呕吐，饮食不化。

苍术　神曲（炒）　抚芎　麦芽（炒）　香附　山楂　山栀（各等分）

上为末，水调神曲、麦芽末，糊丸桐子大，每服五七十丸，滚汤下。

茵陈五苓散　治酒积，分利其湿。

茵陈　白术　猪苓（各一钱）　桂（三分）　泽泻（一钱五分）

上水煎服。

葛花解酲汤　治酒积，上下分消。

白豆蔻　砂仁　葛花（各半两）　木香（五分）　青皮（三钱）　陈皮　白茯苓　猪苓　人参（各一钱半）　白术　神曲（炒）　泽泻　干姜（各二钱）

上为末，每服五钱，白汤调，得微汗，酒病去矣。

益黄散　治脾土虚寒，寒水反来侮土，而呕吐不食，或肚腹作痛，或大便不实，手足逆冷等症。

陈皮（一两）　青皮　诃子肉　甘草（炙）　丁香（各二钱）

上每服四钱，水煎服。

人参安胃散　治脾胃虚热，呕吐，或泄泻不食。

人参（一钱）　黄芪（二钱）　生甘草　炙甘草（各五分）　白芍药（七分）　白茯苓（四分）　陈皮（三分）　黄连（二分）

上水煎服。

人参养胃汤　治外感风寒，内伤饮食，寒热头疼，或作疟疾。

半夏　厚朴（姜制）　橘红（各八分）　藿香叶　草果　茯苓　人参（各五分）　甘草（炙，三分）　苍术（三分）

上姜七斤，乌梅一个，水煎服。

藿香正气散　治外感风寒，内停饮食，头疼寒热，或霍乱泄泻，或作疟疾。

桔梗　大腹皮　紫苏　茯苓　厚朴（制。各一钱）　甘草（炙，五分）　藿香（一钱五分）

上姜、枣水煎，热服。

白虎汤　治胃热作渴，暑热尤效。

知母　石膏（各二钱）　粳米（半合）

上水煎服。

竹叶黄芪汤　治胃虚火盛而作渴。

淡竹叶（二钱）　黄芪　生地黄　麦门冬　当归　川芎　甘草　黄芩（炒）石膏（煨）　芍药　人参（各一钱）

上水煎服。

竹叶石膏汤　治胃火盛而作渴。

淡竹叶　石膏（煅）　桔梗　木通　薄荷叶　甘草（各一钱）

上水煎服。

四七汤　治七情郁结，心腹绞痛，或为膨胀。

人参　官桂　半夏（洗七次。各一钱）　甘草（炙，五分）

上姜水煎服。

青州白丸子　治风痰咳嗽，或牙关紧急，或痰喘体麻。

南星（三两）　半夏（七两）　白附子（二两）　川乌（半两。各生用）

上为末，绢袋盛，井水摆浸，仍换水浸三五日，晒干，糯米粉丸。如急用，以姜汁糊丸亦可。

左金丸（一名四金丸）　治肝火胁刺痛，或发寒热，或头目作痛，或大便不实，或小便淋秘，或小腹疼痛，一切肝火之症。

黄连（六两）　吴茱萸（一两，汤煮片时用）

上为末，粥丸，白术、陈皮汤下。

当归龙荟丸　治肝经实火，大便秘结，小便涩滞，或胸膈作痛，阴囊肿胀。凡属肝经实火，皆宜用之。

当归　龙胆草　栀子仁　黄连　黄芩（各一两）　大黄　芦荟　青黛（各五钱）　木香（二钱五分）　麝香（另研，五分）

上为末，炒神曲糊丸，每服二十丸，姜汤下。

神效黄芪汤　治浑身或头面手足麻木不仁，目紧缩小，及羞明畏日，或视物不明。

黄芪（二两）　人参（八钱）　甘草（炙）　白芍药　蔓荆子（各一两）　陈皮（五钱）

上每服五钱，水煎，临卧热服。如麻木不仁，虽有热症，不用黄柏，加黄芪。

益气聪明汤　治久病或因克伐，脾胃伤损，眼目昏暗，或饮食失节，劳役形体，脾胃不足，得内障、耳鸣之患，或多年眼目昏暗，视物不明。此药能令广大聪明，久服无内障、外障、耳鸣、耳黄。

甘草　人参（各五钱）　升麻　葛根（各三钱）　蔓荆子（一钱五分）　芍药　黄柏（酒炒，各一钱）

上每服五钱，水煎，临卧并五更服。

芍药清肝散　治眵多眊燥，紧涩羞明，赤脉贯睛，脏腑秘结。

白术　甘草　川芎　防风　荆芥　桔梗　羌活（各三分）　芍药　柴胡　前胡　薄荷　黄芩（各二分半）　山栀　知母　滑石　石膏（各二分）　大黄（四分）　芒硝（二分半）

上水煎，食后热服。

黄连天花粉丸　治症同上。

黄连　菊花　川芎　薄荷（各一两）　天花粉　连翘　黄芩　栀子（各四两）　黄柏（六两）

上为末，滴水丸，桐子大，每服五十丸，加至百丸，食后临卧，茶汤下。

㗜鼻通气散　治眼肿胀赤，昏暗羞明，癮涩疼痛，或风痒鼻塞，头痛脑酸，外翳攀睛，眵泪稠黏。

鹅不食草（二钱）　青黛　川芎（各一钱）

上为末，含水满口，每用如米许㗜鼻内，泪出为度。

选奇汤　治风热上壅，眉棱骨痛，或头目眩晕。

羌活　防风（各三钱）　甘草（二钱，夏生冬炒）　黄芩（酒制，冬去之，热甚用）

上每服三钱，水煎，时时服。

助阳活血汤　治眼睫无力，常欲垂闭，余治同上。

黄芪甘草（炙）　防风　当归（各五分）　白芷　蔓荆子（各四分）　升麻（七分）

上水煎，食后热服。

益阴肾气丸　治症同上。

熟地黄（三两）　当归（酒洗）　柴胡　五味子　干山药　山茱萸（去核，各半两）　茯苓　泽泻（各二钱半）　生地黄（酒炒，四两）

上为末，炼蜜丸，桐子大，每服百丸，茶汤下，日三服。

连翘饮 治目中溜火，恶日与火，瘾涩小角紧，久视昏花，迎风有泪。

蔓荆子 生甘草 连翘（各三钱） 柴胡（五钱） 黄芩（酒制，五分） 生地黄 当归 红葵花 人参（各三钱） 黄芪（五分） 升麻（一钱） 防风 羌活（各二分）

上水煎服。

地芝丸 治目不能远视，能近视，或防近视。

生地黄（焙干，四两） 天门冬（去心） 枳壳（麸炒） 真甘菊花（各二两）

上为末，炼蜜丸，桐子大，每服百丸，清茶或温酒下。

定志丸 治目不能近视，反能远视。

白茯苓 人参（各一两） 远志（去心） 菖蒲（各一两）

上为末，炼蜜丸，桐子大，以朱砂为衣。每十九至三十丸，米饮食后下，日三服。

大芦荟丸（一名九味芦荟丸） 治大人小儿下疳溃烂，或作痛。又治肝疳食积，口鼻生疮，牙龈蚀烂。

胡黄连 黄连 芦荟 木香 白芜荑（炒） 青皮 白雷丸 鹤虱草（各一两） 麝香（三钱）

上为末，蒸饼糊丸如麻子大。每服一钱，空心米饮下。

四味肥儿丸（一名小肥儿丸） 治诸疳发热，目生云翳，口舌生疮，或牙龈腐烂，肌肉消瘦，遍身生疮等症，与地黄丸兼服。

黄连（炒） 芜荑（炒） 神曲（炒） 麦芽（炒，各等分）

上为末，水糊丸桐子大，每服二三十丸，空心白汤下。

阿魏膏 治一切痞块，更服胡连丸。

羌活 独活 玄参 官桂 赤芍药 穿山甲 生地黄 两头尖 大黄 白芷 天麻（各五钱） 槐、柳、桃枝（各二钱） 红花（四钱） 木鳖子（二十枚，去壳） 乱发（如鸡子大，一块）

上用香油二斤四两，煎黑去渣，入发煎，发化乃去渣，徐下黄丹煎，软硬得中，入芒硝、阿魏、苏合油、乳香、没药各五钱，麝香三钱，调匀，即成膏矣，摊贴患处，内服丸药。黄丹须用真正者效。凡贴膏药，先用朴硝，随患处铺半指浓，以纸盖，用热熨斗熨，良久，如硝耗再加熨之二时许，方贴膏药，若是肝积，加芦荟末同熨。

桃仁承气汤　治血结胸中，手足不可近，或中焦蓄血，寒热胸满，漱水不欲咽，善忘，昏迷，其人如狂。

桃仁（半两）　大黄（一两）　甘草（二钱）　桂（三钱）　芒硝（三钱）

上每服一两，姜水煎。

抵当汤　治下部蓄血，腹内作痛，手不可近，或发狂，少腹满硬，小便自利，大便反黑，如狂者在中，发狂者在下也。

大黄　水蛭（炒。各半两）　虻虫（去翅足）　桃仁（各三钱）

上每服五钱，水煎服。如作丸，炼蜜和之。

花蕊石散

硫黄（上色明净者，四两）　花蕊石（一两）

上各为末拌匀，先用纸筋和盐泥固济瓦罐一个，泥干入药，仍用泥封口，候干，用炭周叠煅赤，罐冷取出，为细末。每服一钱，童便酒下。

搜风顺气丸　治痔漏风热闭结。

车前子（一两五钱）　大麻子（微炒）　大黄（五钱，半生半熟）　牛膝（酒浸）　郁李仁　菟丝子（酒浸）　枳壳　山药（各二钱）

上为末，炼蜜丸，桐子大。每服三十丸，白汤下。

五淋散　治膀胱有热，水道不通，淋涩不出，或尿如豆汁，或成砂石，或如膏汁，或热怫便血。

赤茯苓（一钱五分）　赤芍药　山栀（各一钱）　当归　甘草（各一钱二分）

上入灯心，水煎服。

加味逍遥散　治肝脾血虚发热，或潮热晡热，或自汗盗汗，或头痛目涩，或怔忡不宁，或颊赤口干，或月经不调，肚腹作痛，或小腹重坠，水道涩痛，或肿痛出脓，内热作渴等症。

当归　芍药　茯苓　白术（炒）　柴胡（各一钱）　牡丹皮　山栀（炒）　甘草（炙，各五分）

上水煎服。

逍遥散　即前方去山栀、牡丹皮。

还少丹　治脾肾虚寒，饮食少思，发热，盗汗，遗精、白浊。又治真气亏损，肌体瘦弱等症。

肉苁蓉　远志（去心）　茴香　巴戟　干山药　枸杞子　熟地黄　石菖蒲　山茱萸（去核）　牛膝　杜仲（去皮姜制）　楮实子　五味子　白茯苓（各一两）

上各另为末，和匀，用枣肉百枚，并炼蜜丸桐子大。每服五七十丸，空心温酒或盐汤下，日三服。

交加散　治食疟神效。

肉豆蔻（二个，一生一煨）　草豆蔻（二个，一生一煨）　厚朴（二钱，半制用，半生用）　甘草（二钱，半炙，半生用）　生姜（一两，煨五钱，生五钱）

上姜水煎，发日五更服。

仲景白虎加桂枝汤　治温疟。

知母（六钱）　甘草（炙，二钱）　石膏（五钱）　桂枝（一钱）　粳米（一合）

上水煎服。此太阳、阳明经药也。

柴胡桂姜汤　治寒多，微有热，或但寒不热，名曰牝疟。

桂枝　黄芩　牡蛎　甘草（炙）　干姜（各一钱）　栝蒌根　柴胡（各二钱）

上水煎服。汗出即愈，此少阳经药也。

桂枝羌活汤　治疟。处暑以前发，头项痛，脉浮，恶风，有汗。

桂枝　羌活　防风　甘草（各一钱五分）

上水煎，发而服，如吐，加半夏曲。

麻黄羌活汤　治症如前，但恶风而无汗。

麻黄（去节）　羌活　防风　甘草（各半两）

上如前服，加法同。以上二方，太阳经药也。

白芷汤　治疟病，身热，目痛，热多寒少，脉长，先以大柴胡下之，余热不尽，当服此药。

白芷（一两）　知母（一两七钱）　石膏（四两）

上依前服，此阳明经药也。

桂枝芍药汤　治疟寒热大作，不论先后，此太阳、阳明合病，寒热作则必战栗。经曰：热胜而动也。发热汗出不愈，内热也，此汤主之。

桂枝（五分）　黄芪　知母　石膏　芍药（各二钱）

上水煎，此太阳、阳明经药也。

桂枝黄芩汤　如服前药转剧，三阳合病也，宜此和之。

柴胡（一钱五分）　黄芩　人参　甘草（各八分）　半夏　石膏　知母（各五分）　桂枝（二分）

上依前服。如外邪已解，而内邪未已，从卯至午发者，宜大柴胡下之；从午至酉发者，邪气在内也，宜大承气下之；从酉至子发者，或至寅发者，邪气在血也。

桂枝石膏汤　治疟隔日发，先寒后热，寒少热多。

桂枝（五钱）　黄芩（一两）　石膏　知母（各一两五钱）

上水煎，分三服。此太阳、阳明经药也。

麻黄黄芩汤　治疟发如前而夜发者。

麻黄（一两，去节）　甘草（炙，三钱）　桃仁（三十个，去皮尖）　黄芩（五钱）　桂（二钱）

上依前服，桃仁味苦、甘、辛，肝者血之海，血骤则肝气燥，经所谓：肝苦急，急食甘以缓之。故桃仁散血缓肝，谓邪气深远而入血，故夜发。此汤散血中风寒，乃三阴经药也。

香连丸　治痢疾并水泻、暑泻甚效。

黄连（净，二十两）　吴茱萸（去枝梗，十两）

上先将二味用热水拌和，入瓷器内，置热汤炖一日同炒至黄连紫黄色，去茱用连，为末，四两，入木香末一两，淡醋米饮为丸，桐子大。每服二三十丸，滚汤下。久痢中气下陷者，用补中益气下。中气虚者，用四君子下。中气虚寒者，加姜、桂。

三黄丸　治热痢腹痛，或口、舌、咽、喉、齿痛，及一切实火症。

黄芩　黄连　黄柏（各等分）

上各另为末，水丸桐子大。每服七八十丸，白汤下。

芍药汤　治便血后重。经曰：溲而便脓血，知气行而血止也，行血则便脓自愈，调气则后重自除。

芍药（一两）　当归　黄连（各半两）　槟榔　木香　甘草（炙，各二钱）桂（二钱五分）　黄芩（五钱）

上每服半两，水煎。如痢不减，加大黄。

加减济生肾气丸　治脾肾虚，腰重脚肿，小便不利；或肚腹肿胀，四肢浮肿；或喘急痰盛，已成蛊疰，其效如神。

白茯苓（三两）　附子（半两）　川牛膝　肉桂（去皮）　泽泻　车前子　山茱萸　山药　牡丹皮（各一钱）　熟地黄（四两，酒拌杵膏）

上为末，加炼蜜丸桐子大。每服七八十丸，空心服，白汤下。

《三因》当归散　治脾土不能制水，水气盈溢，渗透经络，发为水肿。

木香　赤茯苓　当归　桂　木通　赤芍药　牡丹皮　槟榔　陈皮　白术（各等分）

上每服五钱，水煎服。

不换金正气散　治脾气虚弱，寒邪相搏，痰停胸膈，致发寒热，或作疟疾。

厚朴（去皮，姜制）　藿香　半夏（姜制）　苍术（米泔浸）　陈皮（各一钱）　甘草（炙，五分）

上姜、枣，水煎服。

七味白术散　治中气亏损，津液短少，口舌干渴，或口舌生疮，不喜饮冷，或吐泻后口干，最宜服。

人参　白术　木香　白茯苓　甘草　藿香（各五分）　干葛（一钱）

上水煎服。

参苓白术散　治脾胃不和，饮食少进，或呕吐泄泻，凡病后宜此调理。

人参　茯苓　白扁豆（去皮，姜汁拌炒）　白术　莲肉（去心皮）　砂仁（炒）　薏苡仁（炒）　桔梗（炒）　山药　甘草（炙，各二两）

上为末，每服二三钱，用石菖蒲汤下，或作丸。

半夏汤　治胆腑实热，精神恍惚，寒热泄泻，或寝寒憎风，善太息。

半夏（一钱五分）　黄芩（一钱）　远志（一钱）　生地黄（二钱）　秫米（一合）　酸枣仁（三钱，炒）　宿姜（一钱五分）

上长流水煎服。

犀角地黄丸　治血虚火盛，血妄行，吐衄便下，若因忿怒而致，加山栀、柴胡。

犀角（镑末）（水牛角代）　生地黄　白芍药　牡丹皮（各一钱半）

上水煎，倾出，入犀角末（水牛角末代）服之。

人参平肺散　治心火刑肺金，患肺痿，咳嗽喘呕，痰涎壅盛，胸膈痞满，咽嗌不利。

人参（四分）　青皮（四分）　茯苓（七分）　天门冬（四分）　陈皮（五分）　地骨皮（五分）　甘草（炙，五分）　知母（七分）　五味子（十粒，杵碎）　桑皮（一钱）

上姜水煎服。

清凉饮　治实热便秘，或喉中肿痛。

当归　赤芍药　甘草（炙）　大黄（蒸。各等分）

上每服五钱，水煎服。

清胃散　治醇酒浓味，唇齿作痛，或齿龈溃烂，或连头面颈项作痛。

黄连（炒，一钱五分）　当归　生地黄　牡丹皮（各一钱）　升麻（二钱）

上水煎服。

加味清胃散　即前方加犀角（水牛角代）、连翘、甘草。

凉膈散　治实热喉舌肿痛，便溺秘结。

大黄　朴硝　甘草　栀子仁　黄芩　薄荷叶（各一两）　连翘（四两）

上为末，每服四五钱，竹叶、蜜少许煎服，仍量加减。

润肠丸　治伏火风热，大肠干燥。若因失血，或因肾不足，当滋肾，最忌此丸。

麻子仁　桃仁（去皮尖，另研。各一两）　羌活　当归尾　大黄（煨）　皂角仁　秦艽（各五钱）

上另研为末，炼蜜丸，猪胆汁丸尤妙。每服三十丸，食前滚汤下。若燥在直肠，用猪胆汁导之，亦忌前药。

滋肾丸　治热在血分，不渴而小便不利，或肾虚足热，腿膝无力，不能履地。

知母（酒炒）　黄柏（酒炒。各二两）　肉桂（二钱）

上各另为末，水丸桐子大。每服二百丸，空心白滚汤下。

黄芩清肺饮　治肺热小便不利，宜用此药清之。

黄芩（一钱）　山栀（二钱）

上水煎服。不利，加盐豉二十粒。

清心莲子饮　治热在气分，口干作渴，小便白浊，夜安昼热，或口舌生疮，咽干烦躁作渴，小便赤淋。

黄芩（炒）　麦门冬　地骨皮　车前子（炒）　甘草（各一钱半）　石莲肉　茯苓　黄芪　柴胡　人参（各一钱）

上每服五钱，水煎服。

调中益气汤　治湿热所伤，体重烦闷，口失滋味，二便清数，或痰嗽稠黏，热壅头目，体倦，少食等症。

黄芪（一钱）　人参（去芦）　甘草　苍术（各五分）　柴胡　橘皮　升麻　木香（各二分）

上水煎，空心服。

三生饮　治卒中昏愦不知人，口眼㖞斜，半身不遂，并痰厥、气厥。

南星（一两，生用）　川乌（去皮，生用）　附子（去皮生用。各半两）　木香（二钱）

上每服五钱，姜水煎。

秦艽升麻汤　治风寒客手足阳明经，口眼㖞斜，恶见风寒，四肢拘急，脉浮紧。

升麻　干葛　甘草　芍药　人参　秦艽　白芷　防风　桂枝（各三钱）

上每服一两，葱白二根，水煎。

愈风丹　治诸风肢体麻木，手足不随等症。

天麻　牛膝（同酒浸焙干）　萆薢（另研细）　玄参（各六两）　杜仲（七两）　羌活（十四两）　当归　熟地黄（自制）　生地黄（各一斤）　独活（五两）　肉桂（三两）

上为末，炼蜜丸桐子大。常服五七十丸，病大至百丸，空心食前温酒或白汤下。

地黄饮子　治肾气虚弱，舌喑不能言，足废不能行。

熟地黄　巴戟（去心）　山茱萸（去核）　肉苁蓉（酒浸焙）　附子

（炮）　五味子　石斛　白茯苓　石菖蒲　远志（去心）　官桂　麦门冬（去心。各等分）

上每服三钱，入薄荷少许，姜、枣水煎服。

余方见上卷。

后　　记

　　起初，这本书并不以出版为目的，而是以学习自娱为主。起因在于 2009 年初，偶然和孙曼之老师讨论对薛立斋医案的一些看法，孙老师当时就鼓励我把这些观点记录下来，最好对薛立斋的《内科摘要》进行点评，因当时兴之所至，就一口答应了下来。

　　但是在接下来的日子，却发现要对薛立斋医案有个完整的诠释，实在不是当时力所能及的，因为《内科摘要》中大多数医案都很简短，而且治法相似，所常用的处方也不多，其变化常常在一两味药间体现，但就是这一两味药的不同，却揭示了医案症状和整体病机的变化，所以这些医案看起来个个相似，但真的解释起来却个个不同。围绕着薛立斋言简意赅的叙述，要对医案中每一个症状都有一个合理的解释，且最终这个解释又要与治法和处方一一对应，没有对薛立斋学术思想通盘的认识和认知，是不可能完成的。而当时的我，对薛立斋的了解还只停留在表面，且国内到现在还没有这方面的专著供参考，所以在接下来两年多的时间里，我一边学习薛立斋的其他著作，一边点评这些医案，常常一个多小时点不出一个案子，点出的医案又常常被思考后的新见解所否定。这期间不知道多少个深夜，在凌晨三四点上床，而最终在 2010 年底把所有医案都点评完，但再回头看 2009 年初点评的那些医案，就有"不堪入目"的感觉，只能重新再写，如此又历经了半年多的时间，修订好之前的部分医案，并写出了导读部分，到这个时候才终于轻松起来。

　　在这期间，孙曼之老师不倦的教诲让我终生铭记，还有好友朱志宏女士对我书中的部分文字进行了认真的点校，一并表示衷心感谢。这本书虽经多次修改，但因作者水平有限，难免有不如意之处，还请海内同道多多指正。

董红昌
2012 年 11 月